超声内镜
手 册

Endoscopic Ultrasonography
Handbook in Gastroenterology

主 编 诸 琦　久保光彦

作 者

诸 琦　医学博士
　　　　ParkwayHealth China　首席胃肠科主任
　　　　上海交通大学医学院附属瑞金医院　教授　主任医师

久保光彦　医学博士
　　　　日本大阪NTT医院副院长　教授
　　　　大阪NTT医院消化科　消化内镜中心　主任

吴 巍　医学博士
　　　　上海交通大学医学院附属瑞金医院消化科　主治医师

孙蕴伟　医学博士
　　　　上海交通大学医学院附属瑞金医院消化科　副主任医师

夏 璐　医学博士
　　　　上海交通大学医学院附属瑞金医院消化科　副主任医师

谭继宏　医学博士
　　　　上海交通大学医学院附属瑞金医院消化科　副主任医师

姚玮艳　医学博士
　　　　上海交通大学医学院附属瑞金医院消化科　副主任医师

胡瑞敏　医学博士
　　　　苏州大学附属第二医院消化科　副主任医师

李晓露　医学硕士
　　　　富士胶片（中国）投资有限公司市场部

人民卫生出版社

图书在版编目（CIP）数据

超声内镜手册 / 诸琦，久保光彦主编 . —北京：人民
卫生出版社，2013
ISBN 978-7-117-17017-8

Ⅰ. ①超… Ⅱ. ①诸… ②久… Ⅲ. ①内窥镜检—
手册 Ⅳ. ①R445.9-62

中国版本图书馆 CIP 数据核字（2013）第 055531 号

人卫社官网	www.pmph.com	出版物查询，在线购书
人卫医学网	www.ipmph.com	医学考试辅导，医学数 据库服务，医学教育资 源，大众健康资讯

策划编辑　　陶　峰
责任编辑　　陶　峰　　卢冬娅
封面设计　　赵京津
版式设计　　魏红波

ISBN 978-7-117-17017-8

9 787117 170178 >

超声内镜手册

主　编：诸　琦　久保光彦
出版发行：人民卫生出版社（中继线 010-59780011）
地　址：北京市朝阳区潘家园南里 19 号
邮　编：100021
E - mail：pmph @ pmph.com
购书热线：010-59787592　010-59787584　010-65264830
印　刷：三河市宏达印刷有限公司
经　销：新华书店
开　本：889×1194　1/48　　**印张**：3　　**字数**：109 千字
版　次：2013 年 6 月第 1 版　2024 年 3 月第 1 版第 11 次印刷
标准书号：ISBN 978-7-117-17017-8/R・17018
定　价：49.00 元

序 一

今天，超声内镜（EUS）已成为内镜领域中一种成熟的技术。在消化系及胰胆系疾病的诊断中，如黏膜下肿瘤的判别、消化道肿瘤的分期、胰腺病灶的鉴别、胆总管微结石的检出等方面有着不可取代的地位；而基于 EUS-FNA 基础上的介入治疗，如腹腔神经 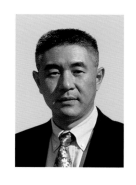 节阻滞（CGN），囊肿、脓肿引流，胃十二指肠与胰胆管吻合以及针对胰腺恶性肿瘤的多种注射、植入治疗等也迅速发展。与此同时，EUS 与各种新技术的结合，如激光共聚焦探头对胰腺囊性肿瘤的诊断，联合行 NOTES 技术的 EUS 应用等又为 EUS 这门技术带来了无限拓展的天地。

然而，EUS 是一种"称易则易，谓难则难"的技术，加之目前我国仍缺乏一套完善的 EUS 培训体系，使得 EUS 医师的成长速度较慢；同时 EUS 又是一种需要不断累积和进步的技术，即使是具体掌握 EUS 的术者仍有学习提高的空间。鉴于上述理由，在 2009 年我出版了《超声内镜》一书后又萌生了编著更方便临床医师随时参阅的《超声内镜手册》的想法；在我的老师，目前

EUS 的先辈之一,久保光彦教授的指点下,以及美国、日本及国内诸多同行的帮助下,完成了这一手册的编写。全书包含 EUS 在消化系统诊治的各个领域以及配图 600 余幅,以期为所有从事 EUS 技术或对之感兴趣的临床医师提供一本随手可翻阅的既有理论又有图谱的专业技术小册子。

诸 琦 医学博士

ParkwayHealth China　首席胃肠科主任

上海交通大学医学院　教授

序 二

日常诊查中通常用问诊、视诊、听诊、触诊等五官的感觉来推测体内的状态，从而进行诊察。因此总是会有直接观察体内的状况的想法，也就是"内视"。这种想观察体内的想法从希腊时代就开始了，通过机器对肛门、腔、子宫进行观察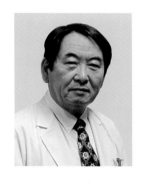及治疗。消化系统疾病领域，特别是消化道领域中，18世纪80年代初期开始就有了对直接观察消化道内的机器的研究，18世纪80年代末研发了胃相机，随后器械被不断改良，1983年有了电子内镜，2000年开始出现胶囊内镜。

通常的消化脏器内镜检查是观察消化道内表面的变化，从表面的变化来推测表皮及周边脏器的变化。这样的诊断方法大体依靠医师的主观想法及经验，因此以客观事实为依据的正确诊断一直是一个问题。为了解决这个问题，我们研究了客观并且正确性高的内镜检查及超声波检查相结合的检查方法，可以将病变部以立体形式描述出来。这个诊断方法是利用通常的内镜及特殊内镜器械，利用光学观察消化道表面变化的同时，又用超音波观察消化道黏膜及周边脏器的变化。新开发的内镜超声诊断法，以更丰富的信息为基础,进行高精度的诊断,并且向治疗方向发展。内镜超声诊断法的基础研究是在 19 世纪 70 年代中期开始进入心血管领域的。我方也从 1976 年开始了通过超声波诊断法诊断消化道管壁变化的基础研究。1978 年在世界上首次发表利用超声波探查胃壁层次构造的分离情况可以检查出病变,并且更进一步通过超声波波长不同可以将胃壁从 5 层分离至 11 层。1980 年载有振子的试用超声内镜被开发出来,之后开始不断改良。现在利用超声波诊断法的设备有我们研发的细径探针型超声波诊断装置及超声波内镜两种。各种各样的设备根据诊断目的的不同被分成几类。细径探针型超声波诊断装置由于周波数的特性用于诊断消化管壁的微小病变变化,也用于插入胆胰管诊断胰胆管病变。超声内镜现在主要用电子扫描(环型扫描与凸阵扫描)对消化管附近病变的质与量的变化进行诊断,并对各种病变进行超声引导下的治疗。

现在由于超声内镜主机的开发有很多的改良,可以说内镜超声诊断法在今后的消化器内镜诊断中也会有很大的贡献。

久保光彦
日本大阪 NTT 医院副院长
大阪大学医学部临床教授

目　录

第一章

EUS 正常图谱与操作步骤

1　环扫型超声内镜操作及图谱

环扫型超声内镜操作中,首先应熟悉消化道各个部位以及毗邻结构的标志性影像,如纵隔的主动脉弓、胃食管交界部位以下的腹主动脉、胃体中部胰腺体部结构、十二指肠降段深部的腹主动脉和下腔静脉以及近肛门、直肠周围的前列腺、尿道以及阴道等。

1.1　纵隔

环扫型超声内镜探查纵隔的超声影像定位与 CT 横断面影像相似。进镜至距门齿约 18cm 左右可显示颈部的大血管:显示屏视野最后方为左锁骨下动脉(LSCA),稍偏前的是左颈总动脉(LCC)以及深部的左无名静脉(LIV)(头臂静脉)(图 1-1)。由于气管略偏右侧,因此不易观察右颈部的大血管。

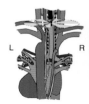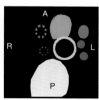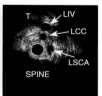

图 1-1　主动脉分支

略退镜至距门齿约 15cm,可显示甲状腺部分下叶、外侧的右颈内静脉(RIJ)及内侧的颈总动脉(LCC,RCC)(图 1-2)。

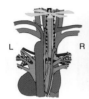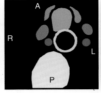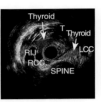

图 1-2　食管上段

进镜至距门齿约 25cm 处可探及标志性影像——主动脉弓(AoA),气管及升主动脉的深部,有时可探及左无名静脉右行汇入上腔静脉(图 1-3)。

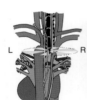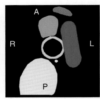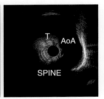

图 1-3　主动脉弓

进镜至距门齿 30~32cm,主动脉弓分成升主动脉(AA)及降主动脉(DA),奇静脉(AZ)在此水平形成奇静脉弓,汇入上腔静脉(SVC)。胸导管(TD)位于奇静脉左侧、食管与脊柱之间,呈无回声、无血流信号结构(图 1-4)。

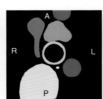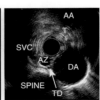

图 1-4　降主动脉与奇静脉

继续进镜至气管隆突水平,左右支气管互相分开,此时食管及支气管前方可见右肺动脉(RPA)横跨,其左侧为肺动脉干(PT)及左肺动脉(LPA),三者形成"三叶草"形;深部可见上腔静脉(SVC)与升主动脉(AA)(图1-5)。

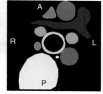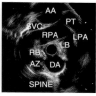

图1-5 肺动脉

右肺动脉与食管之间常可见扁平、回声欠均匀的隆突下淋巴结。在此水平,食管与脊柱之间常可见奇静脉(AZ)与半奇静脉(SAV)的分支(图1-6)。

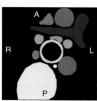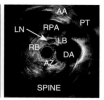

图1-6 隆突下淋巴结

继续进镜,在升主动脉(AA)与食管之间可见两侧上下肺静脉(PV),呈"X"形汇入左心房(LA),上腔静脉(SVC)则汇入右心房(RA)(图1-7)。升主动脉深面偶

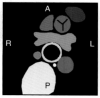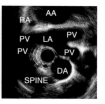

图1-7 左心房

可探及右心室流出道，与肺动脉干相接续。在这一水平有时能观察到心包液。

继续进镜，越过主动脉瓣水平，可见升主动脉（AA）与左心室流出道（LVOT）接续；左心房（LA）紧贴食管，向深面通过二尖瓣（MV）汇入左心室（LV）（图 1-8）。此时右心室（RV）位于左心室的深面而常难以完全显示。

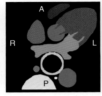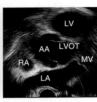

图 1-8　左心室

进镜以便清晰观察左心房（LA）与左心室（LV）之间的二尖瓣结构（MV）。右心房（RA）此时亦能更全面地得以显示。有时在这一层面还能完整显示位于左心室深面的右心室（RV），从而呈现完整的心脏结构（图 1-9）。

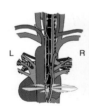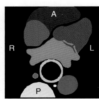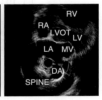

图 1-9　心脏四个腔室

接近贲门时，可见下腔静脉（IVC）汇入右心房（RA）。该结构常因两侧肺底部气体影响而难以显示（图 1-10）。

1.2　胃腔周围结构

当超声探头通过胃食管交界处（EGJ）时，首先探及的实质脏器声影为肝脏，在此水平可显示汇入下腔

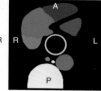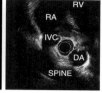

图 1-10　下腔静脉与右心房

静脉的肝左、中、右静脉（IVC）。腹主动脉（AO）和食管之间常可显示膈肌脚结构（图 1-11）。

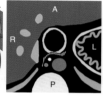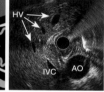

图 1-11　肝静脉

继续进镜，胃腔转向左侧，腹主动脉逐渐远离。贲门周围、肝脏与膈肌之间可探及常规检查难以发现的微量腹水（图 1-12）。

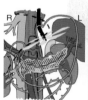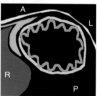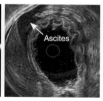

图 1-12　微量腹水的探查

在胃体中部寻及腹主动脉，沿该结构逐步退镜，可见腹腔干（CA）从腹主动脉前壁发出，前行不久即分出肝总动脉（HA）、脾动脉（SA）及胃左动脉（较难探及）。另一种寻找腹腔干的方法是先在胃体中部探及脾动脉，并沿该血管逆向寻找（图 1-13）。

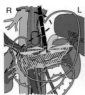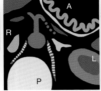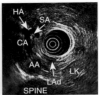

图 1-13　腹腔干

在此水平还能观察到左肾(LK)以及位于左肾上极的左肾上腺(LAd),前者的中央髓质部回声较皮质为高,后者常呈现海鸥状或薄条状的低回声结构(图 1-13,图 1-14),左肾与脾脏毗邻。

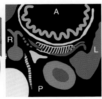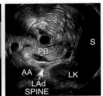

图 1-14　左肾上腺

继续进镜,在胃体中部后壁侧可探及胰颈(PN)、体部(PB)结构。脾静脉(SV)与肠系膜上静脉于胰颈部汇合形成门静脉,汇合部后侧可见肠系膜上动脉的横断面,即所谓"高尔夫球杆征"(golf club sign)。肠系膜上动脉(SMA)深侧常可观察到左肾静脉(LRV)纵切面(图 1-15)。

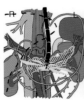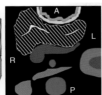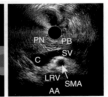

图 1-15　胰颈"高尔夫球杆征"

　　沿胰颈部循脾静脉(SV)逐步退镜及顺时针旋转，可观察胰体(PB)部结构。适当调节探头角度可得到近似胰腺横断面的图像，胰腺实质中央可见胰管(PD)，通常直径为 2~3mm(图 1-16)。

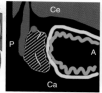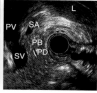

图 1-16　胰体横断面

　　沿着脾静脉退镜，当内镜镜身恰垂直于胰体走行，可探及胰体(PB)及脾静脉(SV)的长轴切面。继续退镜可探及左肾(LK)及脾脏(S)结构(图 1-17)。

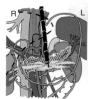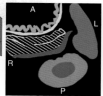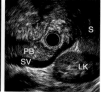

图 1-17　胰体

　　同时显示胰尾和左肾时，适当调整内镜，可显示左侧肾门结构。通常左肾静脉(LRV)较左肾动脉容易探及(图 1-18)。

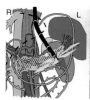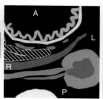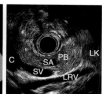

图 1-18　左肾门

内镜向胃底方向退镜探查胰尾(PT)时,循脾静脉(SV)可见脾血管汇入脾脏实质(S),该处即脾门结构。脾门亦标志着胰尾部的最左端(图 1-19)。

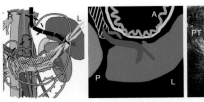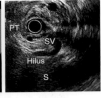

图 1-19　胰尾与脾门

沿胃小弯进镜至胃窦,探及胆囊(GB)及肝脏(L)结构,适当旋转探头以便探查胰颈部。此时探及的图像类似矢状位(图 1-20)。

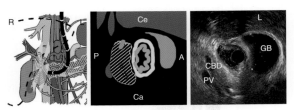

图 1-20　胃窦部观察胆囊

胆囊(GB)位置多变,多在胃窦、十二指肠球部显示,有时在胃体中部亦可探及(图 1-21)。

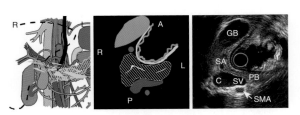

图 1-21　胃体部观察胆囊

胆囊结石(stone)在超声内镜下呈现半月形的高回声结构,其后可见声影(shadow)(图 1-22A)。胆泥则为稍高回声的不定形物质,其后不伴声影(图 1-22B)。

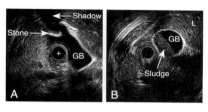

图 1-22　胆囊结石与胆泥

1.3　十二指肠周围结构

内镜推进至十二指肠球部时,内镜先端部斜向患者体内右上方。适当调整镜身方位,可显示肝动脉(HA)和其发出的胃十二指肠动脉(GDA),后者走行位置非常贴近十二指肠壁,而胆总管则相对远离肠壁,并向十二指肠乳头延伸(图 1-23)。

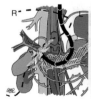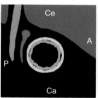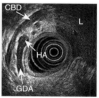

图 1-23　十二指肠球部周围结构

由于超声内镜先端硬性部较长,插入十二指肠降段需小心谨慎。完全进入降段后,首先应寻找标志性结构:下腔静脉、腹主动脉以及脊柱的横断面,对侧的肠系膜上动静脉以及胰腺钩突部。

由于此时内镜先端部垂直向下,因此得到的图像恰如腹部 CT 横断面扫描图像。此时可旋转超声图像,将腹主动脉（AA）置于图像右下方，此时脊柱位于正下方，镜身对侧的肠系膜上血管中，偏于图像右侧的为肠系膜上动脉（SMA），另一支为肠系膜上静脉（SMV），周围则为胰腺钩突部（图 1-24）。肠系膜上静脉与脾静脉于胰颈部汇合成门静脉入肝。

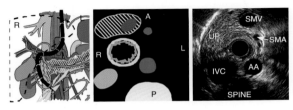

图 1-24　十二指肠降段横断面成像

有时在十二指肠降段可显示右肾（RK）（图 1-25）。右肾动静脉沿十二指肠降段后方绕行。

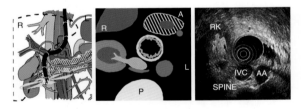

图 1-25　右肾

自十二指肠降段逐步退镜，不断微调镜身，以便充分观察胰头。胰腺在胚胎发育过程中由腹侧胰腺（VP）和背侧胰腺（DP）两部分融合而成，在约 75% 的正常人群中，腹侧胰腺的回声较背侧胰腺为低（图 1-26）。若两者未能融合，则为胰腺分裂症。这一层面胆总管在胰头中走行，且常较胰管（PD）更贴近十二指肠壁。

进一步退镜，可显示肠系膜上动脉（SMA）从腹主动脉（AA）发出，肠系膜上静脉（SMV）则与脾静脉汇合形成门静脉，绕十二指肠后壁向肝脏（L）走行。胆总管（CBD）离开胰腺实质，走行方向与门静脉类似（图 1-27）。

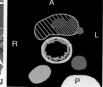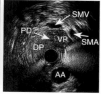

图 1-26　腹侧与背侧胰腺

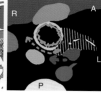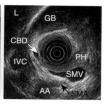

图 1-27　肠系膜上静脉汇入门静脉

当超声探头退至球降交界附近时,内镜先端部与胰腺长轴逐渐由垂直变得水平,此时微调内镜将使得超声图像发生急剧变化。此时环扫层面恰与门静脉走行方向相同,因此超声图像上可见门静脉(PV)的纵切面。胆总管(CBD)继续向胆囊(GB)靠近(图 1-28)。

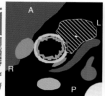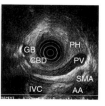

图 1-28　门静脉纵切面

稍稍退镜并微调,可同时观察到胆总管(CBD)和门静脉(PV)的纵切面,胆总管总是较门静脉更贴近十二指肠壁(图 1-29)。

在十二指肠球降交界处稍稍改变探头方向,可显示胆总管的纵切面(图 1-30)。

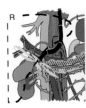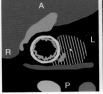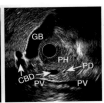

图 1-29　胰头

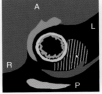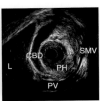

图 1-30　胆总管纵切面

退镜至十二指肠球部时,可显示从十二指肠乳头(Amp)发出的相互略呈平行状态的胆总管(CBD)和胰管(PD),通常称为"管状征"(stack sign)(图 1-31)。

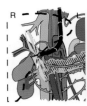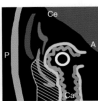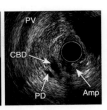

图 1-31　胆总管"管状征"

十二指肠球部有时能观察到胃十二指肠动脉(GDA),紧贴并包绕肠壁。胆总管(CBD)则位于其外侧(图 1-32)。

1.4　直肠周围结构

超声内镜探查直肠时,男女性患者因生理结构不

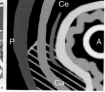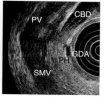

图 1-32　胃十二指肠动脉

同而存在差异。由于直肠位于盆腔后侧,因此盆腔内重要结构几乎均位于直肠的前壁侧。

需要注意的是,由于超声探头插入的方向朝向患者的头侧,因此影像的左右方向恰与标准 CT 横断面图像相反。

操作者亦可结合肠腔内液体或探头水囊内气泡方位以及患者的体位判别超声图像方位。

男性

内镜经肛门进镜后,即可清晰观察到肛管的三层超声结构。最内层低回声结构代表黏膜层;中层低回声环即肛门内括约肌(IS),由肛管壁内环肌增厚而成;外层的肛门外括约肌(ES)环绕内括约肌,又分为皮下部、浅部和深部,深部肌束又与肛提肌的耻骨直肠肌混合,呈高回声条带(图 1-33)。

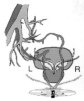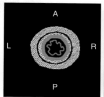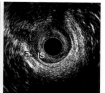

图 1-33　肛管

继续进镜,图像前方深部可见男性尿道膜部(MU)(尿道穿过尿生殖膈的部分)。盆底肌环绕直肠走行,其可分为肛提肌与尾骨肌。尿道膜部和直肠之间的尿生殖膈内可见尿道球腺（BG）呈一对低回声结构，属附性腺（图1-34）。

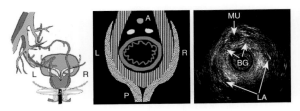

图 1-34　男性盆底结构

进镜至距肛门7~9cm处，可在直肠前壁探及前列腺（PR），这是男性直肠超声内镜检查的标志性结构（图1-35）。

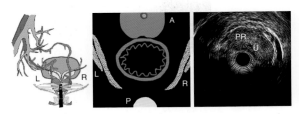

图 1-35　前列腺

继续稍进镜，于前列腺后上方、膀胱（BL）与直肠之间可见条状低回声结构，即精囊（SV）。精囊的排泄管与输精管在前列腺底部汇合成为射精管，开口于尿道前列腺部（图1-36）。

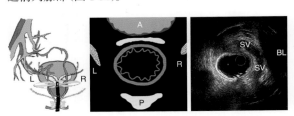

图 1-36　精囊与前列腺

继续进镜至距肛门10~13cm处,此时探头位置已超越前列腺顶端,两侧精囊(SV)互相分开(图1-37)。

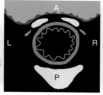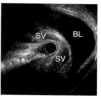

图1-37　精囊

进镜至距肛门20~25cm乙状结肠处,当左侧髂内血管(IV)显示时,即表明已到达盆腔的左侧壁(图1-38)。

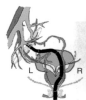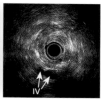

图1-38　髂内血管

女性

内镜经肛门进镜后,可见阴道(V)呈长形薄条状紧贴于直肠前壁,内含少量空气。阴道前方可见尿道横截面(U)(图1-39)。直肠子宫隐窝相当于子宫颈及阴道后穹隆水平,为女性立位腹膜腔最低点,可在此处行穿刺术。

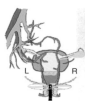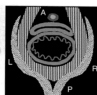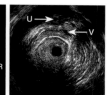

图1-39　女性盆底结构

继续进镜至直肠、乙状结肠交界部位,可显示位于膀胱(BL)和直肠之间的子宫(UT)(图1-40)。

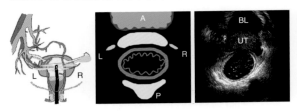

图1-40　子宫

进镜至乙状结肠距肛门20~25cm处,当显示左侧髂内血管(IV)即表明已到达盆腔的左侧壁。由于乙状结肠走行各异,并非所有情况下均能显示左侧卵巢(O)(图1-41)。

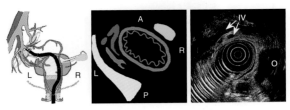

图1-41　左侧卵巢与髂内血管

2　线阵型超声内镜操作及图谱

线阵型超声内镜能提供平行于内镜长轴的超声图像,可引导细针抽吸术(EUS-FNA)及介导治疗。线阵型超声内镜检查时可借助标志性结构以帮助判断所在部位,检查中必须进行连续的探查以避免遗漏病灶。

2.1　纵隔

线阵型超声内镜探查纵隔时,建议先将内镜头端置于食管中下段距门齿30~35cm处,向右(顺时针)旋转镜身,寻找位于食管左后方、纵隔内最具标志性的胸主动脉降段(DA)的纵切面。由于内镜进镜时内镜操作者系从患者头侧向尾侧观察食管,因此视野上方为腹侧(A),下方为背侧(P),左右方向与患者一致(图1-42)。

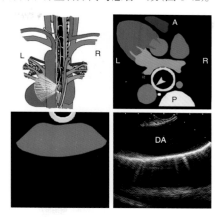

图 1-42　胸主动脉

此时向左(逆时针)旋转镜身,可探及位于食管右后方、脊柱前方的奇静脉(AZ)纵切面(图1-43)。

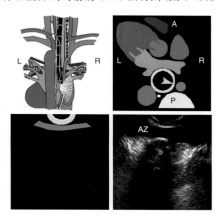

图 1-43　奇静脉

探及胸主动脉纵切面后,将镜身进一步稍右旋,依次将探及左肺及左心房(LA)、左心室(LV)与二尖瓣(MV),其中左心房紧贴食管(图1-44)。

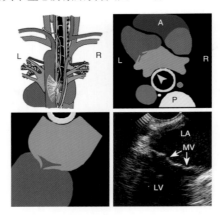

图1-44 左心房与左心室

略退镜至主动脉弓下方并适当调整探头位置,可探及位于食管前方的左心室流出道(LVOT)、主动脉瓣(AV)及升主动脉(AA)根部(图1-45)。

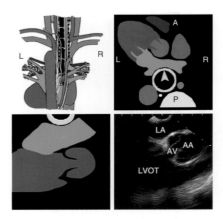

图1-45 左心室流出道

略退镜并稍稍调整探头方向,可探及位于上方主动脉弓与下方左心房(LA)之间的右肺动脉(RPA)横截面(图 1-46)。

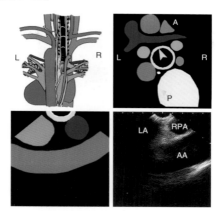

图 1-46　右肺动脉

稍进镜即可在右肺动脉(RPA)与左心房(LA)之间探及气管隆突下淋巴结(LN),可在此行淋巴结穿刺术(图 1-47)。

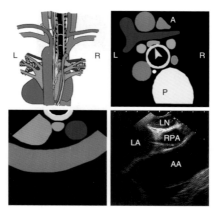

图 1-47　右肺动脉与隆突下淋巴结

从右肺动脉处稍稍退镜,当内镜探头经过横过的左主支气管时,由于气体阻隔,显示为暂时的"盲区"。继续退镜即可显示主动脉弓的横断面。适当旋转镜身以同时显示主动脉弓(AoA)及其深面的右肺动脉(RPA)横断面,两者之间即为"主动脉-肺动脉窗(第5组淋巴结)"(图1-48)。

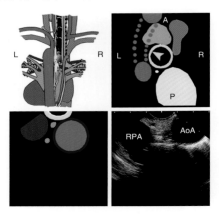

图1-48 主动脉弓

胸内淋巴结的分区参照 AJCC 及 TNM 标准,分为14组。其中1~4组为上纵隔淋巴结,5~6组为主动脉淋巴结(主动脉-肺动脉窗);7~9组为下纵隔淋巴结;以上9组淋巴结在肺癌分期中均属 N2 或 N3 淋巴结。与肺癌原发灶同侧的10~14组淋巴结为 N1 淋巴结。对超声内镜操作意义重大的淋巴结包括隆突下(第7组)与主动脉-肺动脉窗(第5、6组)淋巴结(图1-49)。

观察到主动脉弓(AoA)横断面后,轻微左旋镜身以便观察到左颈总动脉(LCC)或左锁骨下动脉的起始段。有时还能同时探及深面的左无名静脉(InV)(图1-50)。

超声内镜继续退镜至食管上段时,由于前后方分别有气管及脊柱阻隔,两侧为肺尖,阻挡超声波视野。尽管

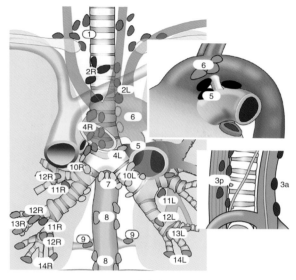

图 1-49 胸内淋巴结分区

1,最上纵隔;2,上气管旁;3a,血管前;3p,气管后;4,下气管旁;5,主动脉下;6,主动脉旁;7,隆突下;8,食管旁(隆突下方);9,肺韧带;10,肺门;11,肺叶间;12,肺叶;13,肺段;14,亚段。L,左侧;R,右侧(图片引自 AJCC)

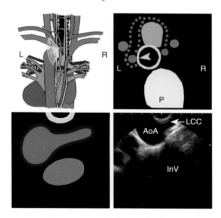

图 1-50 主动脉弓及其分支

如此,仔细探查仍能探及左颈总动脉(LCC)及其深面的颈内静脉(LJV)。右侧颈内血管偶尔亦能探及(图1-51)。

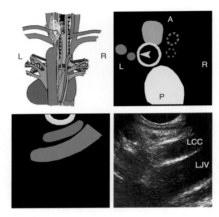

图1-51 左颈总动脉与颈内静脉

内镜进镜至胃食管交界部,探及胸主动脉降段后左旋镜身,可探及肝脏(liver)以及汇入下腔静脉(IVC)的肝静脉(HV)(图1-52)。

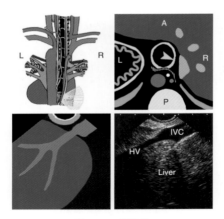

图1-52 肝静脉

2.2 胃腔周围结构

线阵型超声内镜越过胃食管交界部后，首先寻找确认的标志性结构为腹主动脉。在此处向右旋转镜身直至显示位于贲门左后方的腹主动脉（AO），同时还可显示胃壁与腹主动脉之间的膈肌脚（CRUS）（图 1-53）；然后稍稍向右旋转镜身且缓慢进镜即可显示左肾上腺（LAd）。亦可先找到左肾，再沿左肾缓慢退镜，即可在左肾的上极显示左肾上腺。

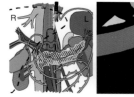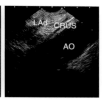

图 1-53 腹主动脉与膈肌脚

探及腹主动脉后将镜身向左旋转，探头扫描方向由后方转向右侧即可显示肝脏、肝静脉（HV）及膈顶（diaphragm）（图 1-54）。

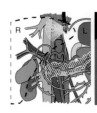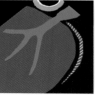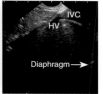

图 1-54 膈顶

若患者存在少量腹腔积液（ascites），常规腹部超声又无法准确定位时，该处是理想的穿刺抽吸部位（图 1-55）。

稍进镜进一步观察肝脏左叶结构。若肝脏左叶内有转移占位灶，则常可被超声内镜探及，亦可寻找合适的部位行穿刺抽吸术（图1-56）。

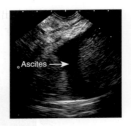

图 1-55　腹腔积液

自贲门循腹主动脉（AO）进镜，可探及腹腔干（CA）及肠系膜上动脉（SMA）的起始部（图1-57），此水平为胰腺上缘。

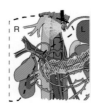 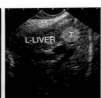

图 1-56　左肝肿瘤

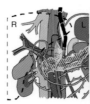 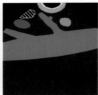 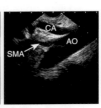

图 1-57　腹腔干起始段

腹腔干分出肝总动脉、脾动脉及胃左动脉。肠系膜上动脉自腹腔干稍下方发出，于胰颈后方走行。位于腹腔干与腹主动脉夹角上方的高回声结构即腹腔神经丛，有时还可在此区域显示腹腔神经节，此区域亦为行腹腔神经丛阻滞（CPN）或神经节阻断（CGB）的穿刺部位。

探及腹腔干后，继续右旋镜身使探头贴着胃后侧壁向左后侧扫描，可探及左肾上腺（LAd）呈薄条状低回声结构，左肾（LK）则位于其远端（即超声图像左侧）。由于脾动脉（SA）自腹腔干分出后迂曲走行于胰体尾上缘，而胰体尾又恰位于左肾前方，因此有时能同时探及（图 1-58）。

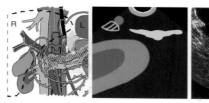

图 1-58　左肾与左肾上腺

自腹腔干继续进镜并稍稍左旋镜身，可显示胰体部结构以及标准的脾静脉（SV）横切面。有时可同时显示胰腺上缘的脾动脉（SA）横切面。脾静脉下方可探及左肾静脉（LRV）（图 1-59）。

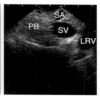

图 1-59　胰体部

胰体显示后，进一步右旋镜身以便向左后方探查并稍稍退镜，可探查胰尾部。脾动脉（SA）通常位于胰腺最上缘，直径明显小于脾静脉（SV）。此外，胰体部（PB）可探及主胰管（PD）呈无回声点状结构（图 1-60）。在此

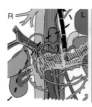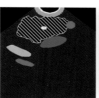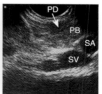

图 1-60　胰体部

层面仍可能在胰腺下方探及左肾动静脉。

　　进一步退镜并适当右旋镜身以便探查胰尾部(PT)。胰腺深面可探及左肾(LK)。有时可同时探及左肾近端的脾脏(S)(图 1-61)。

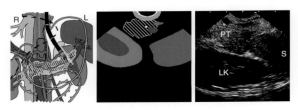

图 1-61　胰尾与脾脏

　　内镜进一步退镜并向胃底大弯侧方向扫描,可探及脾脏(S)及脾门结构(图 1-62)。

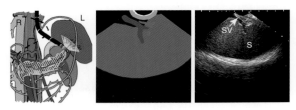

图 1-62　脾脏与脾门

　　此外,当在胃窦部拉直镜身逐渐退镜时,可清晰显示门静脉与脾静脉汇合的"高尔夫球杆征",类似环扫型超声内镜获取的胰颈部影像(图 1-63)。

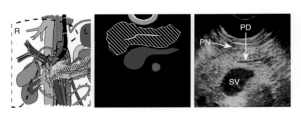

图 1-63　胰颈部"高尔夫球杆征"

2.3 十二指肠周围结构

线阵型超声内镜在十二指肠探查时较易混淆相邻的血管、管腔结构和器官,此时彩色多普勒功能便显得十分有用。内镜进入十二指肠球部时,左旋探头位置常可探及纵行的门静脉(PV),而无血流信号的胆总管(CBD)常较门静脉更贴近肠壁走行。肝动脉(HA)自腹腔干分出并经此入肝,发出胃十二指肠动脉(GDA)绕十二指肠球部走向下方(图 1-64)。

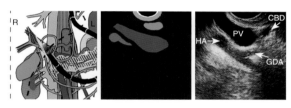

图 1-64 十二指肠球部

将内镜进至十二指肠降段深部近水平段处,调整探头位置向后内侧探查,可见腹主动脉(AO)、下腔静脉(IVC)及胰腺钩突(UP)(图 1-65)。

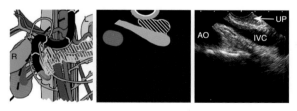

图 1-65 十二指肠降段深部

缓慢退镜,调整探头位置继续向患者后内侧探查,即可在十二指肠腔和胰管之间探及发自十二指肠乳头的胆总管以及位于乳头水平的腹侧胰腺实质。于胰腺实质深部(背侧)可探及肠系膜上静脉(SMV)和肠系膜上动脉(SMA)。由于探头位置及内镜先端部弯曲角度各异,所见肠系膜血管可呈横断面或部分呈纵切面(图1-66)。

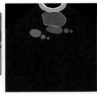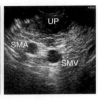

图1-66 胰腺钩突部

继续退镜至十二指肠乳头水平,此时探头朝向逐渐由后内侧转向正内侧(患者左侧),可获得肠系膜血管的纵切面图像(SMA、SMV)。此时胆总管(CBD)紧贴肠壁走行,胰管则略远离肠壁,胰头(PH)实质清晰可见(图1-67)。

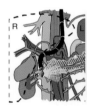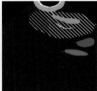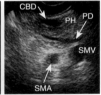

图1-67 十二指肠乳头水平

继续退镜、略左旋镜身并微调探头位置,以便全面显示胰头以及周围结构。此时由于镜身逐渐拉直,内镜先端逐渐指向患者右侧。此处可探及脾静脉与肠系膜上静脉(SMV)汇合成门静脉(PV)(图1-68)。对于胰腺癌患者,详细探查此部位有助于早期发现肿瘤侵犯血管的迹象。

由于胆囊位置多变,于十二指肠降部、球部或胃窦甚至胃体上部均可能探及。因超声探头距胆囊甚近,不受胆道气体干扰,对胆泥或细小病灶的敏感度优于腹部B超检查(图1-69)。

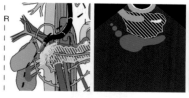
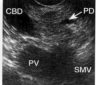

图 1-68　门静脉汇合部

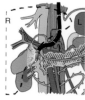
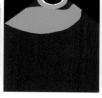
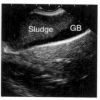

图 1-69　胆囊

当超声内镜位于十二指肠降部,有时还能显示右肾上极与右肾上腺(RAd)(图 1-70)。

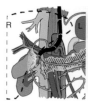
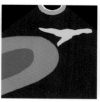
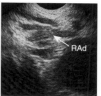

图 1-70　右肾上腺

内镜退至十二指肠球部时,调整探头位置,超声所见影像将会产生很大变化。左旋镜身使探头向后上方探查,可探及门静脉(PV)汇入肝脏,有时能同时探及下腔静脉(IVC)(图 1-71)。进一步左旋镜身探及胆囊(图 1-69)。右旋镜身使探头向后下方探查,可循胆总管进入胰头部(图 1-68)。

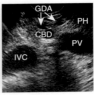

图 1-71　十二指肠球部

2.4　直肠周围结构

线阵型超声内镜探查直肠时,通常先进镜至乙状结肠中段,然后缓慢退镜观察。无论患者的性别,首先均可探及的影像结构为髂内血管(Ⅳ)横断面(图 1-72),该结构往往出现在距肛门 15~25cm 的乙状结肠周围。

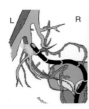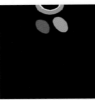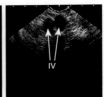

图 1-72　髂内血管

男性

由于直肠位于盆腔的背侧,因此超声内镜需要明确的一系列标志性结构均位于直肠腹侧。当内镜退至距肛门 7~11cm 的直肠肠段并调整探头方向,容易探及男性直肠周围的标志性结构——前列腺(图 1-73)。

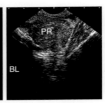

图 1-73　前列腺

位于前列腺(PR)左右侧、紧贴膀胱的低回声结构即为精囊(SV)(图 1-74)。男性的腹膜返折(直肠膀胱陷凹)大致相当于精囊顶部、膀胱(BL)底上部及直肠中上 1/3 水平,在此水平上方可行腹膜腔穿刺。腹膜返折线以下的直肠借直肠膀胱隔与膀胱底下部及前列腺相邻。

 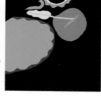 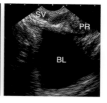

图 1-74　精囊

膀胱紧贴前列腺的头侧,呈无回声结构。探头恰位于腹部正中线位置时可探及尿道(U)(图 1-75)。

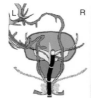 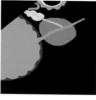 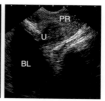

图 1-75　尿道

继续退镜,可显示尿生殖膈及尿道膜部(MU)(尿道穿过尿生殖膈的部分)。尿生殖膈上下筋膜呈高回声条状结构,上方为前列腺(PR),下方为阴茎根部(RPe)(图 1-76)。尿生殖膈内偶可探及尿道球腺。

女性

当超声内镜自乙状结肠紧贴直肠前壁退镜探查时,可显示子宫(UT)和位于其前方的膀胱(BL)(图 1-77)。女性的腹膜返折(直肠子宫陷凹,Douglas 窝)大

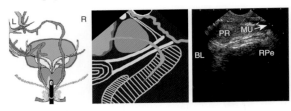

图 1-76 尿生殖膈

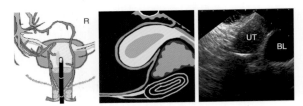

图 1-77 子宫与膀胱

致相当于子宫颈、阴道后穹隆与直肠中 1/3 水平。直肠上段的腹膜在此水平转向阴道后穹隆与子宫体后面,包绕子宫大部及膀胱上部。

退镜并继续于直肠前壁探查,可显示阴道(V)及尿道分别与子宫(U)及膀胱接续(图 1-78)。

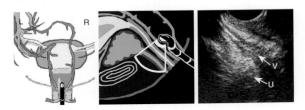

图 1-78 尿道与阴道

线阵型超声内镜通常较难显示肛门括约肌的结构。肛门内括约肌(IS)为肛管壁内环行平滑肌增厚形成,呈紧贴肛门黏膜层(高回声)的低回声结构,其外侧可显示高回声的外括约肌(ES)与肛提肌相融合的影像(图 1-79)。

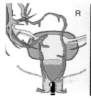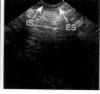

图 1-79 肛门内外括约肌

总之,对上述正常解剖结构,特别是各特定部位的标志性结构的熟练掌握是进行超声内镜探查及诊断的基础。应当注意的是,无论采用环扫型还是线阵型超声内镜,均必须进行连续探查,以全面了解所关注的部位及与相邻各脏器结构的解剖关系和影像特征,以免遗漏病灶。

第二章

超声小探头的操作

1 超声小探头的临床应用

1.1 超声小探头设备

超声小探头是消化道超声内镜检查中常用的设备,整套设备由超声小探头、超声主机、监视器及控制面板组成。小探头包含外鞘与超声换能器。外鞘为一细长的塑料护套,直径为 1.7~2.6mm,可通过内镜钳道,外鞘的头端内置超声晶片,由小探头基部连接的电机驱动,进行连续旋转环扫探查。

超声小探头的探查深度与分辨率由探头的工作频率决定。临床常用的超声小探头有 12MHz、15MHz、20MHz 等。

为了便于临床操作,除了常规的超声小探头外,另有前端带水囊的小探头与可经外鞘侧孔通过导丝的小探头,前者的头端自带微型水囊,可显著改善消化道难以潜水部位的显像效果;后者可沿导丝插入,尤适于胰胆道腔内超声(IDUS)检查。

1.2 超声小探头操作

通常而言,食管以及胃肠道的壁内病变(尤适合 <2cm 的病灶)、早期胃肠道肿瘤 T 分期以及胰胆管腔内病变

适宜超声小探头检查。操作前应详细了解患者的病史、病灶大小及部位,选择合适频率的探头。

检查前准备工作同常规内镜操作。患者取左侧卧位。内镜可选用常规钳道内镜(适合常规超声小探头)、双钳道内镜(适合采用水浸法探查食管或其他难以潴水部位的病变),或十二指肠镜(适合进行 IDUS 操作)。

进镜后确定病灶部位,洗净局部胃肠道的泡沫与分泌物,向腔内注入适量(以完全浸没病灶为宜)的脱气水并适当抽吸残余空气,然后插入探头对病灶进行探查。检查过程中尽量保持探头与病灶平行,以求获得清晰的超声影像。检查完毕后,务必将消化腔内残留的水抽吸干净。

1.3　水浸法与水囊法

由于超声波无法在空气中传导,临床应用脱气水作为超声的传导介质。

水浸法:检查前需要在消化腔内注入足量的脱气水以浸没整个病灶(图 2-1)。水浸法特别适合胃体、胃底及结直肠的病变,胃窦、胃角的病灶亦可采用此法,但往往需采用注水、吸气相结合的方法来操作。具体探查时,需要控制探头与病灶之间既不贴

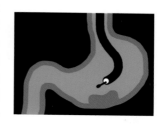

图 2-1　水浸法

合,又不相距太远。为了得到清晰的超声影像,探头与病灶之间的距离以 1~3cm 较为理想。检查过程中应前后、左右移动探头位置以便全面探查整个病灶。

对于难以潴水部位(如食管或十二指肠)的病灶,可应用双钳道内镜或采用在常规内镜外捆绑胃管的方法,以实现边注水边探查。

水囊法

水囊可单独安装于内镜头端的镜身,这种方法仅适合食管病变。检查前先将内镜进镜至病灶近端,充盈内镜水囊,再注水充盈消化腔,此时由于水囊膨胀阻断食管腔,防止了水的反流与误吸的发生(图2-2A)。

另一种适合探查食管病灶的方法为,超声内镜检查前先插入带有水囊的导管至胃底部,充盈水囊并牵拉以堵塞贲门,再插入内镜、向食管腔内注水并行超声探查(图2-2B)。

水囊亦可整个裹住内镜的前端,从而令伸出的超声小探头位于水囊的内部。此时无须向消化腔内注水,仅需充盈水囊,并将水囊贴合于病灶表面。此法尤适合贲门部位病灶的探查(图2-2C)。

少数型号的超声小探头头端自带水囊。当探头伸出内镜前端后,注水充盈水囊,直视下贴合病灶进行扫查(图2-2D)。

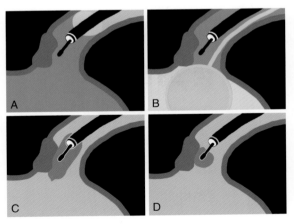

图2-2 水囊法

A. 水囊置于内镜头端镜身;B. 独立的水囊导管;C. 水囊裹住内镜前端;D. 自带水囊的超声探头

2　消化腔层次结构

2.1　层次结构与探头频率的关联

超声频率越高，分辨率越佳，但探查深度越浅。临床常用的超声小探头的工作频率是固定的，因此有必要根据病灶的大小、性质及不同的探查要求，选择不同频率的探头。不同探头频率与分辨率及探查深度可参考表2-1。常用的超声小探头可清晰显示消化道壁5层结构，而20MHz的高频探头则可显示7层以上管壁结构（图2-3）。

表 2-1　不同探头频率与分辨率及探查深度

频率（MHz）	分辨率（mm）	深度（cm）
5	0.8	8
10	0.4	4
20	0.2	2

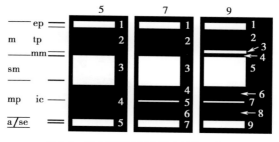

图 2-3　消化道管腔超声层次结构示意图

m，黏膜层；sm，黏膜下层；mp，固有肌层；a/se，外膜层／浆膜层；ep，上皮层；tp，黏膜固有层；mm，黏膜肌层；ic，肌间结缔组织

2.2　5层结构

不同频率的超声小探头均可清晰显示消化道壁5层结构（层次结构均以胃壁为例）。自黏膜层至浆膜层显示为高、低、高、低、高的超声回声层次，分别代表界面层、黏

膜固有层、黏膜下层、固有肌层及浆膜(外膜)层(图 2-4)。

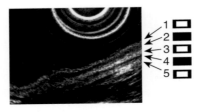

图 2-4　消化道壁 5 层结构

2.3　7 层结构

在上述 5 层基本层次结构的基础上,若固有肌层内可显示出一高回声层,则代表固有肌层内环肌和外纵肌之间的肌间结缔组织,由此则可将胃壁分为 7 层结构(图 2-5)。

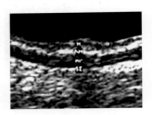

图 2-5　消化道壁 7 层结构

2.4　9 层结构

在 7 层结构的基础上,随着超声探头频率的增高,超声影像的分辨率也随之增加。此时黏膜固有层与黏膜下层之间的黏膜肌层以及黏膜肌层与相邻层次的界面回声层亦可被成像,由此则可将胃壁进一步分为 9 层结构(图 2-6)。

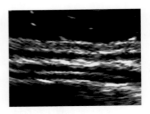

图 2-6　消化道壁 9 层结构

3　胰胆管腔内超声

胰胆管腔内超声(IDUS)检查需要借助十二指肠镜进行操作,当内镜到达十二指肠找见乳头后,通过内镜钳道插入超声小探头,并结合抬钳器以使探头进入胆总管或主胰管进行扫描。

IDUS 使用的超声小探头直径通常为 2mm。超声探头插入胆总管或胰管后,可通过 X 线透视确认探头位置并引导探头到达病变部位。由于胆总管及胰管管腔内充盈胆汁及胰液,故无须注水即可顺利成像。

胆总管内 IDUS 探查时,正常胆总管壁的影像呈高回声 - 低回声 - 高回声的三层结构,分别对应于胆管的黏膜层、纤维肌层、外膜 / 浆膜下脂肪组织(图 2-7)。正常胆总管内径不超过 8~10mm,胆总管壁全层厚度一般不超过 1mm。

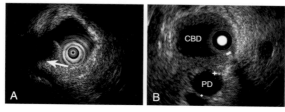

图 2-7 正常胆总管的 IDUS 影像
A. 扩张的胆总管(箭头所指);B. 胆总管与胰管分叉处

当超声小探头沿着胆总管(CBD)逆行向上到达肝门部位时,可观察毗邻的门静脉(HV)与肝动脉(PA)(图 2-8)。

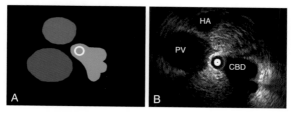

图 2-8 肝门部结构的位置关系

主胰管内 IDUS 检查时,正常胰管壁仅显示为高回声的单层结构。胰管 IDUS 的优点在于能很好地显示胰腺实质以及分支胰管的影像(图 2-9)。

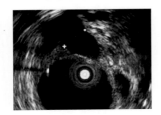

图 2-9 IDUS 显示主胰管
及分支胰管不规则扩张,提
示 IPMN

4 小探头超声诊断胃肠、胰胆疾病图例

见图 2-10~ 图 2-15。

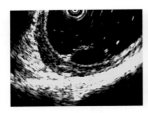

图 2-10 食管囊肿

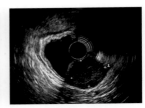

图 2-11 胃 GIST

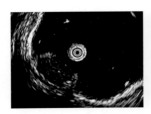

图 2-12 十二指肠类癌

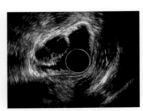

图 2-13 结肠囊肿

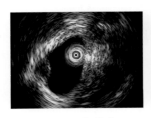

图 2-14 胆管癌

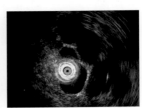

图 2-15 慢性胰腺炎

第三章

EUS 诊断食管疾病

1 上皮来源的病变

1.1 食管癌

食管癌为我国较多见的恶性肿瘤,绝大多数食管癌均为鳞状上皮癌,近年来食管腺癌的发病率亦有增加。美国癌症联合委员会(AJCC)2010 年制订的第 7 版食管癌 TNM 分期系统中,除了涵盖常见的食管鳞癌、腺癌之外,还适用于胃食管交界部受累且原发灶距胃食管交界部不足 5cm 的近端胃癌(表 3-1)。

表 3-1 食管及胃食管交界部癌 TNM 分期定义
(AJCC 第 7 版)

浸润深度(T)	
Tx	无法评估原发肿瘤
T0	无原发癌依据
Tis	原位癌(包括高级别上皮内瘤变在内的非浸润性肿瘤性上皮)
T1	肿瘤局限于黏膜内或黏膜下层
T2	肿瘤局限于固有肌层
T3	肿瘤侵犯外膜
T4a	肿瘤侵犯胸膜、心包、膈肌等邻近结构,手术可切除

浸润深度（T）	
T4b	肿瘤侵犯主动脉、椎体或气管等邻近结构，手术无法切除
局部淋巴结（N）	
Nx	无法评估淋巴结累及情况
N0	无局部淋巴结转移
N1	1~2 个局部淋巴结转移
N2	3~6 个局部淋巴结转移
N3	7 个或以上局部淋巴结转移
远处转移（M）	
Mx	无法评估远处转移情况
M0	无远处转移
M1	存在远处转移
癌细胞类型	
腺癌	
鳞癌	
癌细胞分化程度（G）	
G1	高分化
G2	中分化
G3	低分化
G4	未分化
肿瘤部位	
胸腔上部	距门齿 20~25cm（包括 25cm）
胸腔中部	距门齿 25~30cm（包括 30cm）
胸腔下部	距门齿 30~40cm
胃食管交界部	癌肿的中心位于食管胸段远端、胃食管交界部或距离胃食管交界不足 5cm 的近端胃腔，且累及胃食管交界部或远端食管。符合以上条件的胃腺癌按食管腺癌进行分期

注：该定义适合于食管癌以及原发病灶距离胃食管连接部不足 5cm、胃食管交界部受累的近端胃腺癌。局部淋巴结意指包括颈部淋巴结及腹腔干淋巴结在内的所有食管旁淋巴结。在第 7 版 AJCC 中，食管癌 N 分期标准与胃癌一致

常规内镜下，早期食管癌可按巴黎分型描述为息肉型（0~Ⅰ）、浅表隆起型（0~Ⅱa）、浅表平坦型（0~Ⅱb）、浅表凹陷型（0~Ⅱc）（图 3-1）、凹陷型（0~Ⅲ）及各种混合型

（图 3-2）。表现为糜烂的属于 0~Ⅱc 型，最为多见。进展期食管癌常分为蕈伞型、溃疡型和浸润型，后者于管壁内浸润生长，但黏膜表面形态变化不显著（图 3-3~图 3-5）。

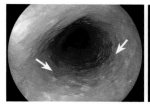
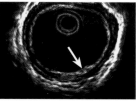

图 3-1　0~Ⅱc 型早期食管癌（局限于黏膜内）

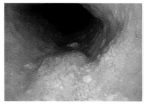
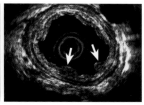

图 3-2　0~Ⅱa+Ⅱc 型早期食管癌（侵犯黏膜下层）

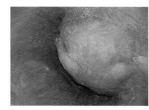
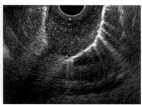

图 3-3　蕈伞型食管癌（侵犯全层）

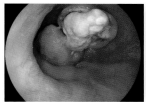
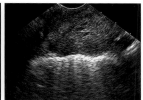

图 3-4　溃疡型食管癌（侵犯全层）

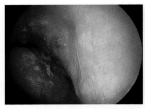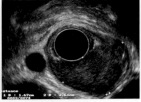

图 3-5　浸润型食管癌

超声内镜下食管癌表现为上皮来源的不规则低回声团块，可伴不同程度深层浸润。由于食管壁甚薄，因此较高频率的超声微探头有助于分辨浅表型食管癌的浸润深度。

1.2　食管息肉

食管息肉多与炎症有关。内镜下表现为黏膜的局部隆起，表面常伴糜烂、充血等炎症表现。超声内镜下的食管息肉表现为源自食管上皮层或黏膜层，边界清晰，突向腔内的中等偏高均匀回声团块（图 3-6）。

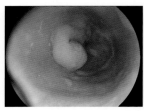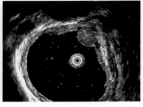

图 3-6　食管息肉

1.3　食管淋巴瘤

食管是消化道中发生淋巴瘤最少见的部位。食管淋巴瘤常为继发，原发灶多来自于胃或纵隔淋巴结。

常规内镜下观察，食管淋巴瘤多表现为溃疡、隆起增殖灶，有时淋巴瘤组织弥漫浸润食管壁，引起管腔狭窄，而黏膜表面未见明显改变。

原发食管淋巴瘤的超声内镜表现为均匀的中低回声团块浸润破坏正常食管壁各层结构(图 3-7)。

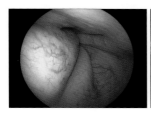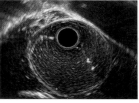

图 3-7　食管原发性非霍奇金淋巴瘤

2　黏膜下肿瘤

2.1　食管平滑肌瘤

食管肌源性肿瘤中,以平滑肌瘤最为常见,而平滑肌肉瘤及食管间质瘤少见。常规内镜观察下,食管平滑肌瘤表现为食管壁局限性隆起,表面黏膜光滑,大小可从直径数毫米至数厘米不等,多呈类圆形,大者可呈腊肠状。

食管平滑肌瘤在超声内镜下表现为源自食管固有肌层(图 3-8)或黏膜肌层(图 3-9)的均匀低回声病灶,边界规则,可为类圆形、长形、哑铃形、马蹄形等不同形状。若病灶大于 2~3cm、边界不规则、中央回声不均匀或出现无回声区,则需疑为食管间质瘤(GIST)或平滑肌肉瘤。

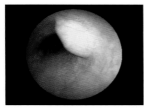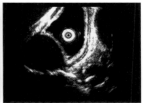

图 3-8　食管平滑肌瘤(固有肌层来源)

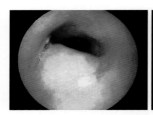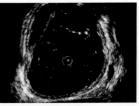

图 3-9 食管平滑肌瘤(黏膜肌层来源)

2.2 食管间质瘤

食管间质瘤(GIST)较少见,内镜下病灶表现为较大的黏膜下隆起,表面可伴凹陷及溃疡形成,部分病例由间质瘤和平滑肌瘤成分混合而成。超声内镜探查可见起源于黏膜肌层或固有肌层的低回声团块,回声均匀。良性 GIST 的特征是腔外边缘规整,回声均匀;而恶性 GIST 内部回声不均匀,中央可伴有无回声的坏死区域,若肿瘤侵犯周围脏器,则可伴有相应改变。获取病变组织进行免疫组化检查有助于与其他黏膜下病变鉴别,GIST 常规 HE 染色在显微镜下由梭形和上皮样瘤细胞组成。

2.3 食管平滑肌肉瘤

平滑肌肉瘤是一种存在变异平滑肌细胞的恶性肿瘤。肿瘤缺乏 KIT 表达,以此与食管 GIST 相鉴别,但少部分肿瘤可同时包含间质瘤及平滑肌来源成分。超声内镜表现与食管恶性间质瘤类似。

2.4 食管颗粒细胞瘤

食管颗粒细胞瘤多见于食管远端,在内镜下表现为直径 2cm 以内、结节状或广基息肉状,顶端可伴凹陷("臼齿状"),色泽略黄,质地偏韧,表面黏膜通常光滑。颗粒细胞瘤起源于黏膜下层,一般具有良性生物学行为,但若向上突破侵犯食管黏膜层可引起鳞状上皮病理性增生。

超声内镜下表现为起源于黏膜下层的均匀低回声肿块,回声特征与食管平滑肌瘤相似。

2.5　食管囊肿

食管囊肿临床上较多见,患者可无任何症状,经上消化道内镜检查而偶然发现。内镜下观察,囊肿多为类圆形,表面黏膜光滑,色泽正常,血管纹理清晰。

超声内镜下食管囊肿表现为黏膜层来源、边界清晰的无回声病灶(图 3-10)。超声内镜探查时动态改变增益或结合彩色多普勒功能可有效鉴别囊肿与孤立性食管曲张静脉。

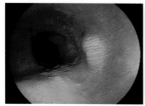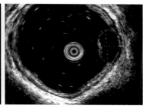

图 3-10　食管囊肿

2.6　食管脂肪瘤

内镜下脂肪瘤常为局部息肉状隆起,表面黏膜往往形态如常,色泽苍白或偏黄。超声内镜下可见边界清晰、起源于黏膜下层的均匀高回声团块(图 3-11)。

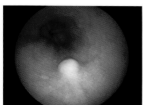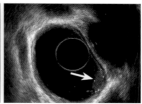

图 3-11　食管脂肪瘤

2.7 食管曲张静脉

为肝硬化门脉高压的常见继发改变,多表现为蛇形扭曲的条索状隆起,表面为青紫色改变,部分病例表现为广基的光滑黏膜隆起,色泽与正常黏膜无异,常规内镜观察难以准确鉴别。

超声内镜探查可显示来源于黏膜层、黏膜下层或外膜层,呈均匀的低-无回声区域,常呈蜂窝状(图3-12)。彩色多普勒技术可显示瘤体内血流信号,从而与囊肿、肌瘤等病灶相鉴别(图3-13)。超声内镜可用于指导曲张静脉内镜治疗,并协助评价疗效。

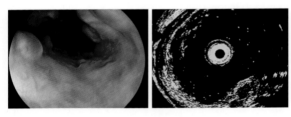

图 3-12 食管曲张静脉瘤

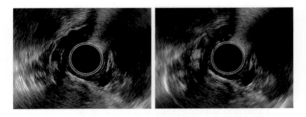

图 3-13 彩色多普勒技术鉴别食管曲张静脉瘤

2.8 食管结核

食管结核多为全身性结核的继发表现。内镜下可见凸向食管腔的黏膜下隆起灶,表面黏膜可光滑,有时亦可形成溃疡凹陷,溃破形成窦道时可有白色干酪样坏死组织流出。

　　超声内镜探查可显示食管壁内不均匀低回声病灶,常侵犯多个层次(图 3-14)。食管结核系少见病,确诊仍需综合多方面临床表现及组织病理学结果。

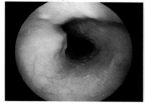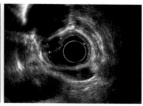

图 3-14　食管结核

3　食管病变的超声影像学特征

　　常见食管病变的超声内镜特征总结如表 3-2。当作出诊断时,务必需要结合患者的临床特征与其他辅助检查。

表 3-2　常见食管病变的超声内镜特征

层次	病变
黏膜层	偏高回声:息肉
	等回声:息肉、糖原棘皮症
	低回声:食管上皮内瘤变、食管癌、食管淋巴瘤、转移性肿瘤
	无回声:囊肿、曲张静脉
黏膜下层	高回声:脂肪瘤、纤维瘤
	低回声:颗粒细胞瘤
	无回声:曲张静脉、淋巴管瘤
肌层	低回声:平滑肌瘤、平滑肌肉瘤、间质瘤
外膜及以外	腔外压迫、曲张静脉
透壁生长	食管癌、食管淋巴瘤、恶性间质瘤、平滑肌肉瘤、转移性肿瘤及其他恶性肿瘤、食管结核、克罗恩病

第四章

EUS 诊断胃疾病

1 黏膜上皮的病变

超声内镜在胃上皮来源病变方面的诊断作用主要包括对病变良恶性质的鉴别诊断以及对浅表型胃癌的诊断和分期。上皮来源的病变在超声内镜下表现为 5 层结构中的第 1、2 层回声改变，伴或不伴有其他层次的回声改变。

1.1 胃息肉和腺瘤

各种类型的胃息肉在超声内镜下均表现为胃壁黏膜固有层的局限性隆起，轮廓清晰光整，无包膜，黏膜下层以下结构正常。

胃增生性息肉

来源于胃壁第 1 层的中高回声病灶，内部回声均匀或欠均匀（图 4-1）。

胃腺瘤

同样为来源于第 1 层的病变，内部常高、低回声混杂存在，有时可探及腺管样结构（图 4-2）。

部分宽蒂息肉带有粗大的滋养血管，内镜下摘除后易引起创面出血不止，通过 EUS 的彩色多普勒功能可清晰显示血管，有助于制订正确的内镜治疗策略，预防术中、术后出血。

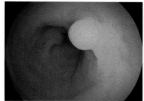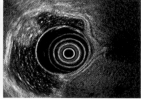

图 4-1　胃增生性息肉

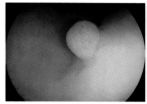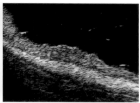

图 4-2　胃腺瘤

1.2　胃良性溃疡

胃溃疡系常见疾病,超声内镜尚未作为鉴别其良恶性的检查手段,但疑为胃癌或淋巴瘤而活检病理无法明确的病例可行超声内镜协助定性判断。

超声内镜下若溃疡低回声区边界不完整、明显向侧方延伸、周围胃壁层次紊乱,则提示癌变可能。尽管如此,超声内镜下鉴别胃癌和胃溃疡有时并非易事(图 4-3、图 4-4)。

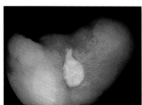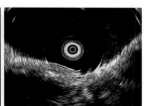

图 4-3　胃良性溃疡(活动期)

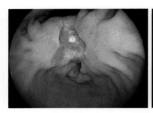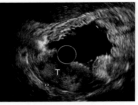

图 4-4　胃恶性溃疡

1.3　胃癌

胃癌为我国常见恶性肿瘤,2010 年 AJCC 第 7 版 TNM 系统中,对胃癌分期进行了较大的改动。首先,新版胃癌分期系统明确了其适用范围,即适用于除侵犯食管胃结合部以外的胃癌,起源于近端胃 5cm 范围内并累及食管胃结合部的肿瘤归为食管癌分期系统,而不适用于胃癌 TNM 分期。此外,对 T 分期进行了调整,肿瘤侵犯浆膜层被定义为 T4 期(在第 6 版中为 T3 期),而 N 分期经过调整,与新的食管癌分期一致(表 4-1、表 4-2)。

表 4-1　胃癌 TNM 分期定义(AJCC 第 7 版)

浸润深度(T)	
Tx	无法评估原发肿瘤
T0	无原发肿瘤依据
Tis	原位癌(包括高级别上皮内瘤变,肿瘤不侵犯黏膜固有层)
T1	肿瘤局限于黏膜固有层、黏膜肌或黏膜下层
T1a	肿瘤局限于黏膜固有层或黏膜肌
T1b	肿瘤局限于黏膜下层
T2	肿瘤侵犯固有肌层
T3	肿瘤侵犯浆膜下层,但未累及浆膜或邻近脏器。肿瘤可侵犯胃结肠、肝胃韧带、大网膜、小网膜,但未累及以上结构的脏层腹膜
T4	肿瘤累及浆膜(脏层腹膜)或邻近脏器

续表

浸润深度（T）			
T4a	肿瘤累及浆膜（脏层腹膜）		
T4b	肿瘤侵犯邻近脏器（脾、横结肠、肝、横膈、胰腺、腹壁、肾、肾上腺、小肠和后腹膜）		

局部淋巴结（N）			
Nx	无法评估淋巴结累及情况		
N0	无局部淋巴结转移		
N1	1~2 个局部淋巴结转移		
N2	3~6 个局部淋巴结转移		
N3	7 个或 7 个以上区域淋巴结有转移		
N3a	7~15 个局部淋巴结转移		
N3b	16 个及以上局部淋巴结转移		

远处转移（M）			
M0	无远处转移		
M1	存在远处转移（包括癌性腹水）		

表 4-2　胃癌 TNM 分期（AJCC 第 7 版）

分期	T	N	M
0	Tis	N0	M0
ⅠA	T1	N0	M0
ⅠB	T2	N0	M0
	T1	N1	M0
ⅡA	T3	N0	M0
	T2	N1	M0
	T1	N2	M0
ⅡB	T4a	N0	M0
	T3	N1	M0
	T2	N2	M0
	T1	N3	M0
ⅢA	T4a	N1	M0
	T3	N2	M0
	T2	N3	M0

续表

分期	T	N	M
ⅢB	T4b	N0~1	M0
	T4a	N2	M0
	T3	N3	M0
ⅢC	T4b	N2~3	M0
	T4a	N3	M0
Ⅳ	任何 T	任何 N	M1

胃癌浸润深度(T)

胃癌在超声内镜下的典型表现为边界不规则的不均匀低回声或混杂回声肿块影侵犯正常胃壁结构。超声内镜显示肿块影侵犯的最深层即为肿瘤浸润深度(T 分期),而肿块影是否侵犯胃壁 5 层结构中的第 4 层(固有肌层)为鉴别早期胃癌和进展期胃癌的标准。超声内镜区分早期与进展期胃癌的准确率可达 85% 以上。

操作者技巧和经验对结果有直接影响。肿瘤内部机化、溃疡瘢痕形成可能导致分期偏高,而未能观察到肿瘤局限深部浸润将使得分期偏低。胃癌诊断实例参见图 4-5~ 图 4-8。

皮革胃(即弥漫浸润型胃癌)在常规内镜下的典型表现包括皱襞肥厚、胃腔狭小、结节形成等,部分病例也可仅表现为胃壁局部僵硬、异常成角、皱襞排列迂曲而异乎寻常地规则等。

超声内镜下典型的皮革胃表现为胃壁弥漫增厚伴正常层次结构完全消失。少数皮革胃可局限于肌层或浆膜下层,此时可见浆膜面尚光整。与皱襞肥厚型胃淋巴瘤相比,皮革胃的回声更为杂乱,而淋巴瘤更多地表现为十分均匀而细密的低回声;而界面层的正常回声带是否保留并不能作为鉴别两者的依据(图 4-9)。

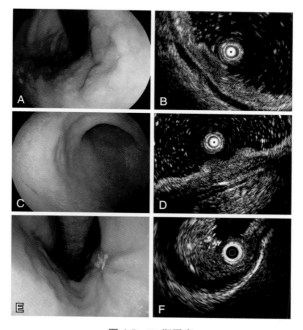

图 4-5 T1 期胃癌

A、B. 0~Ⅱa 型早期胃癌局于黏膜内;C、D. 0~Ⅱa+Ⅱc 型早期
胃癌局于黏膜内;E、F. 0~Ⅱc 型早期胃癌侵犯黏膜下层

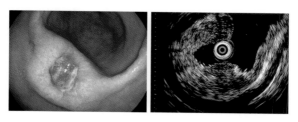

图 4-6 T2 期胃癌

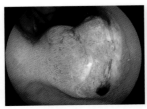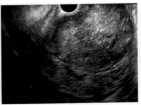

图 4-7　T4a 期胃癌（胃癌累及胃壁全层）

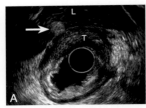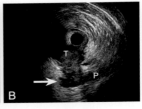

图 4-8　T4b 期胃癌直接浸润邻近脏器

A. 胃体癌直接侵犯肝脏；B. 胃体癌向后直接侵犯胰腺

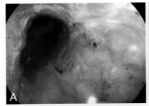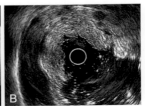

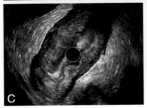

图 4-9　皮革胃

A. 内镜下典型表现，胃腔狭小，正常皱襞消失，胃壁结节状；B、C. 超声内镜显示胃壁全周性肥厚，呈不规则低回声

区域性淋巴结转移（N）

正常淋巴结直径常小于 3mm，在超声影像上不易被发现。超声内镜对良恶性淋巴结的判别特征为：转移性淋巴结多为圆形、类圆形低回声结构，边界清晰，短轴半径≥10mm，回声强度常与肿瘤组织相似或更低，可均匀或不均匀（图 4-10）；而非特异性炎性肿大的淋巴结常呈高回声改变，边界模糊，内部回声均匀。但应用上述标准判断良恶性的准确度常不尽如人意。

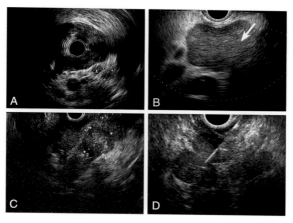

图 4-10　胃癌转移至局部淋巴结

A、B. 胃癌侵犯胃壁形成低回声实质性肿块，伴有周围多发淋巴结转移；C. 胃周的圆形淋巴结影，边界清晰；D. 癌性淋巴结相互融合，病灶内可见穿刺针

超声内镜引导下细针穿刺活检（EUS-FNA）有助于提高诊断的正确率。

胃癌远处转移（M）

超声内镜可发现胃癌转移至肝脏左叶、胰腺、肠系膜根部淋巴结、纵隔等处的病灶。胃癌肝转移灶表现为单个或多发、均匀、致密的强回声光团，周围伴有低回声晕环，形成"靶环征"、"牛眼征"。

　　超声内镜下微量腹水表现为胃周小片状液性暗区，通常可于贲门附近探查肝脏左叶结构时探及（图4-11）。超声内镜对微量腹水的显示率明显高于腹部B超及CT检查。EUS-FNA也有助于微量腹水的定性诊断。

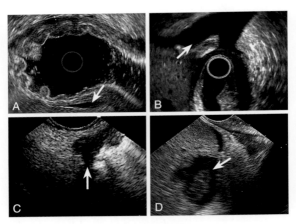

图4-11　胃癌远处转移

A. 皮革胃伴胃周微量腹水（箭头所示）；B. 胃癌伴大量腹水；C. 线阵型超声内镜显示胃周少量腹水；D. 胃癌伴肝脏转移灶

1.4　胃淋巴瘤

　　原发性胃淋巴瘤通常指局限于胃及邻近淋巴结的淋巴瘤。更现代的观点认为，如果病变的主体在胃，即可认为淋巴瘤原发于胃，而无论病灶是否存在远处甚至骨髓转移。绝大多数胃淋巴瘤为高度恶性的B细胞淋巴瘤或低度恶性的黏膜相关淋巴组织（MALT）淋巴瘤，幽门螺杆菌感染被认为是后者的病因。

　　内镜下胃淋巴瘤形态可呈浅表型（多为Ⅱc样）、肿块型、溃疡型、弥漫浸润型，或多种形态混合。典型的进展期淋巴瘤常呈多灶性,子病灶的形态可相似或迥异,可自行愈合,此消彼长。超声内镜可在黏膜形态正常的部位显示异常的淋巴瘤组织超声影像,并可被病理检查证实。

当低度恶性的 MALT 淋巴瘤局限于黏膜内时,超声内镜常无法准确诊断(图 4-13)。当病灶累及黏膜下层时,超声内镜下常可见胃壁 5 层结构的第 2、3 层异常增厚、回声均匀减弱,但各层次结构仍存在,有时可在黏膜下层中探及低回声改变的淋巴滤泡(图 4-14)。当病灶浸润深层,便呈现胃淋巴瘤的超声内镜典型影像特征:均匀致密、境界清晰的弱低回声,常向侧方浸润,累及范围广,伴胃壁原有层次结构消失,有时可探及转移淋巴结(图 4-11~ 图 4-16)。

胃肠道淋巴瘤的分期标准较多,近年提出的巴黎分期系统精确但较繁杂,这里仅介绍临床应用最广的改良 Ann Arbor 标准(Musshoff 标准,表 4-3)。

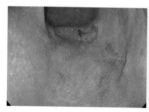
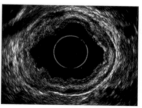

图 4-12　胃 MALT 淋巴瘤(浅表型,局限于黏膜内)

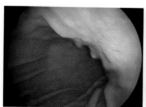
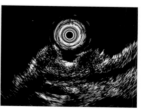

图 4-13　胃 MALT 淋巴瘤(浅表型,侵犯黏膜下层)

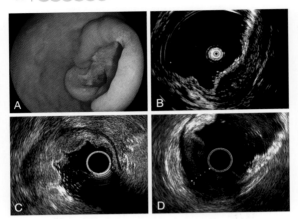

图 4-14　高度恶性胃淋巴瘤（溃疡型，侵犯全层）

A. 内镜下可见环绕生长的溃疡增殖灶，周边卷曲形成环堤；
B~D. 胃壁局部显著增厚呈均匀弱低回声，正常层次消失

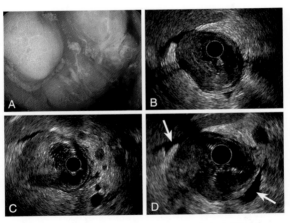

图 4-15　胃淋巴瘤（弥漫浸润型，侵犯全层）

A. 内镜下可见胃体腔狭小，皱襞显著肥厚呈结节状；B. 超声内镜显示全层胃壁显著肥厚，正常层次结构消失；C. 胃周可见多发肿大淋巴结影；D. 胃周可见液性暗区（腹水）

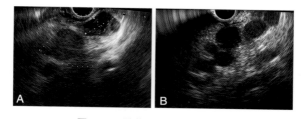

图 4-16　胃淋巴瘤伴淋巴结转移

A. 胃周多发、不规则形状低回声区，边界清晰；B. 胃周串珠状低回声区，边界清晰，彼此部分融合

表 4-3　胃淋巴瘤 Musshoff 分期标准

分期	定　　义
I E	淋巴瘤局限于胃内
II E1	胃淋巴瘤侵犯胃周淋巴结
II E2	胃淋巴瘤跳跃式侵犯膈下淋巴结
III	胃淋巴瘤同时伴横膈上下淋巴结转移
IV	血行播散至其他结外器官或组织

2　黏膜下病变

黏膜下病变在内镜检查中比较常见。超声内镜能准确区分消化道壁内占位与壁外压迫、判断病灶的大小与起源层次，从而协助定性诊断，指导治疗和随访。各种常见胃黏膜下肿物的层次来源参见表 4-4。

表 4-4　常见胃黏膜下肿瘤的层次来源

病种	ep	m	sm	mp	se
异位胰腺	○	●	●	○	
脂肪瘤			●		
纤维瘤			●		
囊肿			●		
静脉瘤		○	●		○
类癌		●	○		
低度恶性 GIST		(●)		●	

续表

病种	ep	m	sm	mp	se
高度恶性 GIST/ 平滑肌肉瘤	○	○	○	●	○
腔外压迫		胃壁完整			

注:ep,上皮层;m,黏膜层;sm,黏膜下层;mp,固有肌层;se,浆膜层;●,肯定受累的层次;○,可能受累的层次

2.1 胃异位胰腺

胃内异位胰腺多位于胃窦大弯侧,内镜下可见特征性的脐样凹陷。异位胰腺多起源于黏膜下层,并可透壁生长。超声内镜影像呈低回声、等回声或混合回声隆起,内部常伴不均匀的高回声光点,中央伴有管状凹陷(图4-17)。

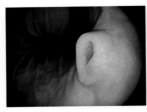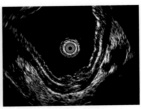

图 4-17 胃异位胰腺

2.2 胃脂肪瘤

脂肪瘤内镜下多呈微黄色的息肉状,表面光滑。超声内镜显示病变通常位于黏膜下层,呈边界清晰、均匀一致的高回声光团,部分脂肪瘤图像后方可伴有声影(图4-18)。

2.3 胃纤维瘤

胃纤维瘤内镜下常为扁平或条块状隆起,表面光滑,且质地偏硬。超声内镜下表现为来源于黏膜下层的椭圆形高回声病灶,回声强度略低于脂肪瘤(图4-19)。

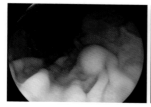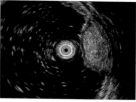

图 4-18　胃脂肪瘤

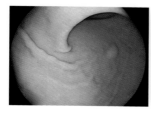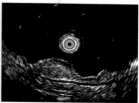

图 4-19　胃纤维瘤

2.4　胃囊肿

消化道囊肿多见于食管，胃内较少见，内镜下表现为光滑、柔软的广基隆起。超声内镜显示为黏膜下层来源、边界清晰的类圆形无回声区，周围可见完整光滑、高回声的包膜（图 4-20）。

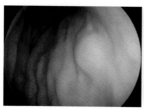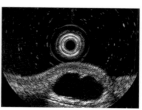

图 4-20　胃囊肿

2.5　胃静脉瘤

胃静脉瘤多位于胃底，内镜下多为结节状巨大隆起，周围有时能观察到相连的蓝紫色曲张静脉，而静脉瘤表面常无色泽变化。

超声内镜下表现为黏膜、黏膜下层或浆膜下层来源的簇状类圆形无回声管腔结构,互相之间可有融合,有时可见穿透胃壁内层次间的血管。彩色多普勒装置可直接显示血流动态(图 4-21)。

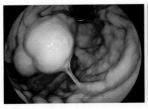
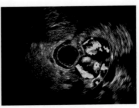

图 4-21 胃静脉瘤

2.6 胃类癌

类癌起源于黏膜固有层深层,内镜下大多表现为表面发红或类似正常色泽的息肉样隆起,直径大多为 1~2cm。有时表现为多灶病变,伴有多发内分泌腺瘤病时尤甚。超声内镜下表现为边界清晰、内部多略呈回声递减的低回声病灶(图 4-22)。

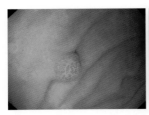
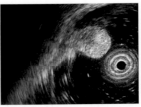

图 4-22 胃类癌

2.7 低度恶性胃间质瘤 / 平滑肌瘤

胃肠间质瘤(GIST)属于消化道肌源性肿瘤,免疫组化 CD117(KIT)和 CD34 阳性。平滑肌瘤的病理学起源不同于 GIST,肿瘤细胞 CD117 和 CD34 均阴性。

常规内镜下观察两者均表现为典型的黏膜下肿瘤形态,黏膜面常光滑。直径小于 2cm 的 GIST 和平滑肌瘤在超声内镜下均表现为源自固有肌层或黏膜肌层的低回声病灶,内部回声均匀(图 4-23)。

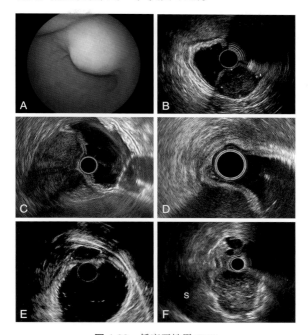

图 4-23　低度恶性胃 GIST
A. 胃 GIST 内镜下形态;B~D. 固有肌层来源的胃 GIST;E. 黏膜肌层来源的胃 GIST;F. 腔外来源的 GIST,介于脾胃之间

2.8　高度恶性胃间质瘤 / 平滑肌肉瘤

高度恶性 GIST 和平滑肌肉瘤在常规内镜下均表现为巨大黏膜下肿块,表面常伴溃疡。

对于 GIST,存在肿瘤浸润性生长或伴脏器转移提示高度恶性潜能。潜在恶性 GIST 的判断指标包括:①肿瘤大于 5cm;②核分裂象多于 5 个 /50HP;③肿瘤出现坏死;④肿瘤细胞有明显异型;⑤肿瘤细胞生长活跃,排列密集。超声内镜下可见低回声团块与固有肌层或黏膜肌层相连续,可侵犯胃壁其他层次结构,内部常见不均匀低回声、无回声区。超声内镜可对肿瘤的大小、浸润层次及范围、内部是否伴有坏死进行评估,也可借助超声造影、细针穿刺等协助判别 GIST 的恶性潜能(图 4-24)。

平滑肌肉瘤体积常较大,表面形态不规则,头端多溃烂,基底部黏膜通常光滑;超声内镜下形态与高度恶性 GIST 类似(图 4-25)。

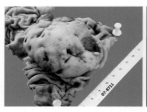
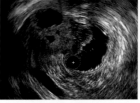

图 4-24　高度恶性胃 GIST

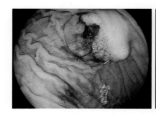
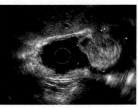

图 4-25　胃平滑肌肉瘤

2.9　胃腔外压迫

严格意义上说,腔外压迫不属于黏膜下肿瘤范畴,但常规内镜往往难以鉴别。常规内镜观察胃腔外压迫时可见向胃腔内突出的半球形隆起,黏膜表面光滑,隆起边界难以准确辨认,隆起部与正常胃壁之间呈缓坡改变。

胃底部腔外压迫的常见原因包括脾脏(图 4-26)与肝

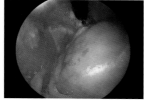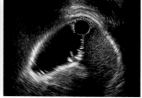

图 4-26 胃腔外压迫(脾脏)

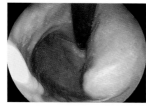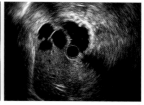

图 4-27 胃腔外压迫(肝囊肿)

脏压迫(图 4-27)。胆囊压迹可位于胃窦四壁或胃体部,偶可位于胃底。应用超声内镜探查,可见压迫处胃壁层次完整连续。胰腺囊肿(多为体积较大的假性囊肿)压迫胃壁时可于相应部位探及胰腺实质内边缘整齐的低回声囊性病灶。来自于腹腔其他脏器的良性肿瘤也可造成压迫。

腔外生长的恶性肿瘤直接浸润胃壁时,可见正常胃壁层次部分或完全消失,即所谓胃壁结构"断裂征",腔外可见相应肿瘤实质影。

3 胃巨大皱襞的鉴别诊断

胃巨大皱襞可为多种良恶性疾病的共同表现,常见病因包括皮革胃(弥漫浸润型胃癌)、恶性淋巴瘤、Menetrier 病等。此外,萎缩性胃炎、急性胃黏膜损伤、胃静脉曲张、腔外肿瘤弥漫浸润甚至胃镜注气不良亦可能形成巨大皱襞。超声内镜为有效鉴别手段(表 4-5),若能联合大块活检术及 EUS-FNA,确诊率可大大提高。

表4-5 胃巨大皱襞的鉴别诊断

病种	描 述	内 镜 图 像	超声内镜图像
皮革胃	常规内镜:胃壁僵硬,胃腔狭小,扩张度差。黏膜表面大小不等结节形成,可伴溃疡 超声内镜:胃壁全层结构消失,回声杂乱,强弱不均,胃壁厚度常>1cm,胃周常可见淋巴结转移		
淋巴瘤	常规内镜:皱襞肥厚,表面黏膜小凹形态接近正常,再生上皮欠扩张度常部分得以保留,胃腔挛缩不明显 超声内镜:破坏的胃壁呈质低-无回声改变		

续表

病种	描述	内镜图像	超声内镜图像
Menetrier 病	常规内镜：皱襞肥厚可见于整个胃腔，表面呈均匀纤毛状改变，通常不伴溃疡，胃体扩张度佳 超声内镜：黏膜层（第 2 层）变厚呈弱低回声，黏膜下层多正常或略增厚，胃壁深部层次完整		
萎缩性胃炎（内镜注气不良）	常规内镜：胃腔内空气量小时可见皱襞粗大，表面小凹稍粗糙或者炎症。有时可见活动性炎症。注气后胃壁扩张良好（插图）。 超声内镜：正常胃壁结构		

第五章

EUS 诊断胰胆疾病

1 胰腺疾病

1.1 胰腺癌

解剖学上,胰头与胰体以门静脉与肠系膜下静脉为界,胰体与胰尾以腹主动脉为界(图 5-1)。

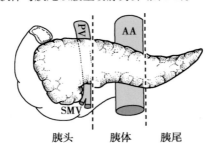

图 5-1 胰腺部位划分

超声内镜对胰腺癌的诊断具有理想的敏感度和特异度,在发现直径 <1cm 的小胰腺癌方面优于其他影像学检查。最新第 7 版 AJCC 胰腺癌分期见表 5-1、表 5-2。

胰腺癌影像特征为:胰腺实质内部边界不规则的低回声团块,肿瘤越大则内部回声越不一致,病灶内部

表 5-1　胰腺癌 TNM 分期定义（AJCC 第 7 版）

浸润深度（T）	
Tx	无法评估原发肿瘤
T0	无胰腺癌依据
Tis	原位癌
T1	肿瘤局限于胰腺内，最大直径 <2cm
T2	肿瘤局限于胰腺内，最大直径 >2cm
T3	肿瘤浸润至胰腺外，但未累及腹腔干或肠系膜上动脉
T4	肿瘤累及腹腔干或肠系膜上动脉（手术无法切除）
局部淋巴结（N）	
Nx	无法评估淋巴结累及情况
N0	无局部淋巴结转移
N1	存在局部淋巴结转移
远处转移（M）	
Mx	无法评估远处转移情况
M0	无远处转移
M1	存在远处转移

注：局部淋巴结指胰周淋巴结，其中包括肝动脉、腹腔干、幽门、脾淋巴结；远处转移以肝脏、腹腔及肺部转移最多见

表 5-2　胰腺癌 TNM 分期（AJCC 第 7 版）

分期	T	N	M
0	Tis	N0	M0
ⅠA	T1	N0	M0
ⅠB	T2	N0	M0
ⅡA	T3	N0	M0
ⅡB	T1-3	N1	M0
Ⅲ	T4	任何 N	M0
Ⅳ	任何 T	任何 N	M1

可出现无回声坏死区域。少数病灶表现为高回声或内部存在钙化影（图 5-2）。

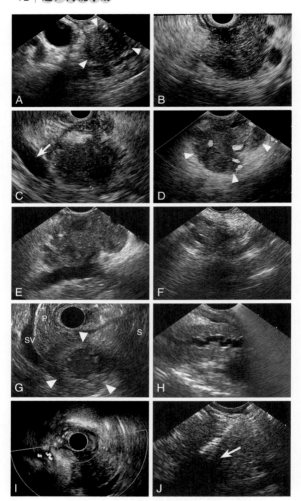

图 5-2 胰腺癌

A. 胰腺钩突癌:钩突部见一不均匀低回声灶;B. 胰头癌:胰头部见一不均匀低回声灶;C. 胰头癌伴胆总管扩张;D. 胰腺癌,彩色多普勒显示肿瘤乏血供;E. 胰颈部肿块伴新生血管形成;F. 胰体癌;G. 胰尾癌;H. 胰体部主胰管继发性迂曲扩张,为胰腺癌的间接征象;I、J. 胰头部鳞癌:胰头钩突部见一不均匀低回声灶

　　超声内镜可判断胰腺癌是否侵犯毗邻血管,从而协助判断手术的可切除性。具体表现包括:肿瘤直接侵犯血管、血管壁结构模糊与周围边界小时、血管受压走行扭曲(图 5-3)。

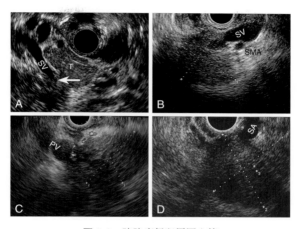

图 5-3　胰腺癌侵犯周围血管

A. 胰腺癌侵犯脾静脉;B. 胰腺癌侵犯脾静脉并紧邻肠系膜上动脉;C. 门静脉受累;D. 脾动脉受累,管壁可见高回声附壁结节

　　超声内镜可协助判断胰腺癌的淋巴结转移及腹腔干周围及纵隔肿大淋巴结(图 5-4),约有 10% 的胰腺癌患者存在纵隔淋巴结转移。

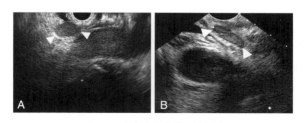

图 5-4　胰腺癌伴有淋巴结转移

A. 胰腺钩突癌患者中观察到的类圆形转移淋巴结;B. 胰头癌患者中观察到的扁圆形转移淋巴结

超声内镜还可探及可能存在的肝脏转移灶(肝左叶)(L-liver)。另外,当超声内镜于贲门附近扫查时,可能探及常规腹部 B 超难以发现的微量腹水,从而及早发现胰腺癌腹腔转移(图 5-5)。

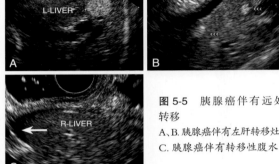

图 5-5 胰腺癌伴有远处转移

A、B. 胰腺癌伴有左肝转移灶;
C. 胰腺癌伴有转移性腹水

1.2 胰腺神经内分泌肿瘤

胰腺神经内分泌肿瘤(PETs)几乎包括全部种类的内分泌肿瘤,其中以胰岛素瘤及胃泌素瘤较常见,少见者包括生长抑素瘤、胰高血糖素瘤、血管活性肠肽瘤、胰多肽瘤、神经降压素瘤等。通常认为 75% 的胰腺神经内分泌肿瘤具有功能性。

PETs 通常体积较小,直径常不足 2cm,非功能性肿瘤体积可稍大。EUS 影像通常表现为类圆形、边缘清晰、内部弱低回声的肿块,其结构致密,多局限于胰腺内,也可位于胰腺周围区域。病灶中央存在不规则回声区域或有胰管阻塞现象常提示恶性。少数病灶的回声强度也可与周围正常胰腺组织等同(图 5-6)。

胰岛素瘤是最常见的 PETs。99% 的胰岛素瘤存在于胰腺内,其中部分病灶多发(MENI)。胃泌素瘤可

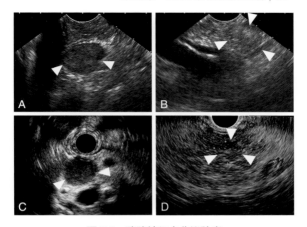

图 5-6　胰腺神经内分泌肿瘤
A. 胰腺钩突下方低回声团块；B. 胰头稍低回声团块；C. 胰体低回声团块；D. 胰尾稍低回声团块

位于胰腺实质内或其周围，部分位于十二指肠壁内，胰腺旁肿瘤可与胰腺相连或完全分离。EUS-FNA 有助于定性诊断。

1.3　急性胰腺炎

超声内镜下急性胰腺炎表现为胰腺实质密度不均、胰周边缘模糊不整、胰周液体渗出等（图 5-7）。

超声内镜在急性胰腺炎诊治中的作用主要在于明确或排除胆道结石，从而及时地去除病因或避免不必要的 ERCP 检查。

1.4　慢性胰腺炎

慢性胰腺炎的超声影像改变分为胰腺实质异常和胰管异常（表 5-3、表 5-4）。主胰管扩张、胰管壁回声增强、侧支胰管显示、胰腺实质回声增粗及胰管结石被认为是超声内镜诊断慢性胰腺炎的特征性影像改变（图 5-8）。

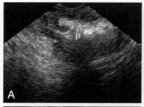
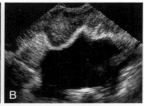
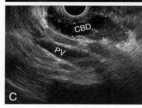

图 5-7 急性胰腺炎
A. 胰腺实质密度不均;B. 胰周可见大量液体渗出;C. 胆总管继发性扩张,管腔内较多絮状回声

表 5-3 慢性胰腺炎 Rosemont 诊断标准

胰管异常		胰腺实质异常	
主胰管结石	主要	高回声点	主要特征 A:后方伴声影
			次要:后发不伴声影
主胰管扩张	次要	条状高回声带	次要
主胰管高回声边界	次要	腺体呈小叶改变	主要特征 B:小叶结构呈蜂窝状
			次要:小叶结构非蜂窝状
主胰管边缘不规则	次要	囊性变	次要
分支胰管扩张	次要	钙化	/

表 5-4 Rosemont 分型

确诊 CP	1 个主要特征 A+3 个及以上次要特征
	一个主要特征 A+ 主要特征 B
	2 个主要特征 A
高度提示 CP	1 个主要特征 A+3 个以下次要特征
	1 个主要特征 B+3 个及以上次要特征
	5 个及以上任何的次要特征

续表

CP 可能	3~4 个次要特征,不具有主要特征 主要特征 B 具有 / 不具有 3 个以下次要特征
正常胰腺	2 个及以下次要特征,不具有主要特征

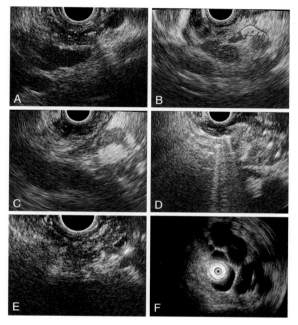

图 5-8　慢性胰腺炎

A. 胰管扩张伴胰管内结石;B. 胰腺实质多发囊性改变;C. 胰腺实质内部条块状、小叶状高回声;D. 胰腺钙化;E. 胰管轻度扩张,伴管壁高回声改变;F. IDUS 显示主胰管扩张,胰腺实质内可见多发无回声区

1.5　胰腺假性囊肿

胰腺假性囊肿多继发于急慢性胰腺炎,其超声内镜影像特征为单一、类圆形均匀低回声囊性结构,大小

不一,轮廓清晰,囊壁呈高回声。由于内部含有血性液体或组织碎屑,有时囊液可呈弱低回声且内部伴有部分稍高回声改变(图 5-9)。胰腺假性囊肿可与或不与胰管交通。假性囊肿的囊液多呈黄色或褐色,含有较高浓度的淀粉酶和脂肪酶,而 CEA 与 CA125 水平较低。

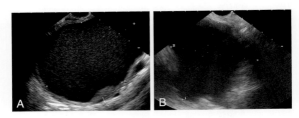

图 5-9 胰腺假性囊肿
胰体巨大低回声病灶,囊壁厚薄不均,内部无分隔

1.6 胰腺浆液性囊腺瘤

浆液性囊腺瘤(SCA)为少见的胰腺病变,病理学上可分为浆液性微囊性腺瘤和浆液性寡囊性腺瘤。SCA 多位于胰体尾部,内部可有多个囊腔(≥6 个),每个囊腔直径多小于 1cm,不与胰管相连通。超声内镜下特征为多房性无回声肿块,病灶中央"星状瘢痕"为其特征性表现,大的病灶可伴钙化。部分 SCA 也可呈现类似黏液性囊腺瘤的大囊腔。浆液性寡囊性腺瘤多位于胰头体部,肿瘤内部囊腔较少而不规则,缺乏中央"星状瘢痕",边界常不清晰。

囊液分析显示囊液常澄清无色,黏稠度低,CEA 浓度低,淀粉酶浓度高低不一。SCA 为良性疾病,恶变罕见(图 5-10)。

1.7 胰腺黏液性囊腺瘤

黏液性囊腺瘤(MCA)大多位于胰体尾部。病灶

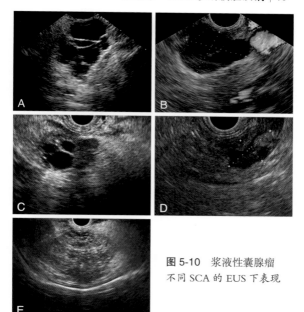

图 5-10　浆液性囊腺瘤不同 SCA 的 EUS 下表现

平均直径为 2~10cm,超声内镜显示病灶通常由单房或少数较大的低或无回声房腔构成,囊壁常较厚,可见粗大的乳头状赘生物突入囊腔。囊腔与胰管不交通(图5-11)。黏液性囊腺瘤存在恶性潜能,根据手术病理分级可分为腺瘤、交界性(低度恶性)、非浸润性及浸润性癌。

MCA 的囊液多稠厚、混浊,囊液分析显示富含 CEA,有时 CA19-9 浓度亦较高,而淀粉酶水平较低。

1.8　胰腺黏液性囊腺癌

黏液性囊腺癌(MCAC)的超声内镜表现与黏液性囊腺瘤相似,但病灶常较大,提示恶性的征象包括囊壁不规则增厚、囊内含有较多乳头状突起及附壁结节等实性成分,囊腔与胰管不连通(图5-12)。

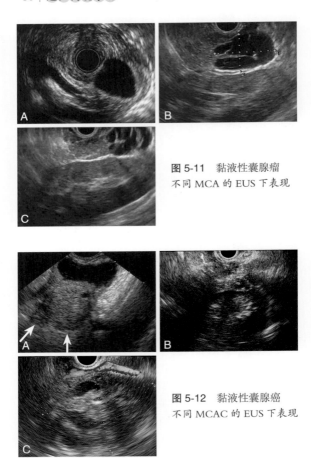

图 5-11 黏液性囊腺瘤
不同 MCA 的 EUS 下表现

图 5-12 黏液性囊腺癌
不同 MCAC 的 EUS 下表现

囊液分析显示其囊液多稠厚、混浊,且 CEA、CA125、CA19-9 均较高。

1.9 胰腺导管内乳头状黏液性肿瘤

胰腺导管内乳头状黏液性肿瘤(IPMN)亦属胰腺囊性病变。组织学上表现为胰管上皮细胞乳头状增生、黏液分泌、胰管扩张,具有恶性倾向。

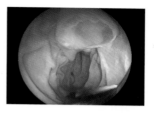

图 5-13　导管内乳头状黏液性肿瘤
十二指肠乳头显著扩张,可见清澈黏液流出

大多数肿瘤发生于主胰管及其胰头部分支,病灶直径为 1~8cm。患者的十二指肠乳头因大量黏液流出而扩张呈鱼眼状,为本病的特征性表现(图 5-13)。

超声内镜及胰管内超声对本病诊断价值较高。根据超声影像可分为主胰管型和分支胰管型。

主胰管型表现为局限性或弥漫性的主胰管扩张,可伴有胰管内乳头状肿块、胰腺实质萎缩以及继发性阻塞性胰腺炎改变;分支胰管型表现为多发性的、大小不等的囊性低回声区伴主胰管轻度扩张(图 5-14)。如主胰管扩张超过 1cm、分支胰管型囊性结构直径 > 4cm 或结节直径 >1cm 时应考虑恶性。

虽然胰腺囊性病灶的囊液分析不足以给出最终的定性诊断,但下列特征仍可有助于临床诊断。

常见胰腺囊性病变的囊液特征见表 5-5。

表 5-5　胰腺囊性病变的囊液分析特征

	SCA	MCA	MCAC	假性囊肿	IPMN
囊液	清澈、稀薄	稠厚、混浊	稠厚、混浊	黄色/褐色	清澈
CEA	低	高	高	低	较高
CA125	不定	不定	高	低	不定
CA19-9	不定	常较高	常较高	不定	不定
淀粉酶	不定	较低	不定	高	高
脂肪酶	低	低	低	高	高

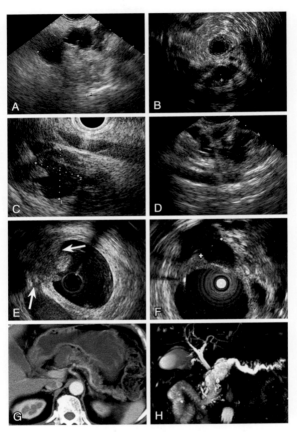

图 5-14 导管内乳头状黏液性肿瘤

A. 胰头不规则囊实性病灶;B. 主胰管显著扩张呈囊状;C~D. 胰腺实质内多房性囊性灶;E. IDUS 显示主胰管内乳头状隆起病灶,侵犯全层结构;F. IDUS 显示主胰管扩张伴分支胰管不规则囊状扩张;G. CT 显示胰头部囊性病灶;H. MRCP 显示胰头部主胰管扭曲扩张

1.10　实性 - 假乳头瘤

实性 - 假乳头瘤(SPT)可见于胰腺的任何部位。超声内镜下病灶表现为边界清晰的低回声囊实性占位,边缘可因钙化而呈高回声,内部常有小的蜂窝状房腔(图 5-15)。本病具有恶性潜能。

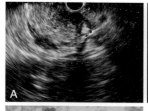
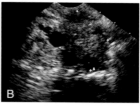
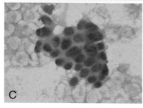

图 5-15　实性 - 假乳头瘤 A、B. 胰头低回声区;C. 细胞学检查示假乳头样结构

1.11　自身免疫性胰腺炎

自身免疫性胰腺炎可引起胰管部分或弥漫性狭窄、远端胰管扩张、胰腺实质不规则肿大与弥漫性炎症。超声内镜下表现多样,部分病例呈低回声、边缘不规则的肿块样改变(图 5-16),仅凭影像学常难以与胰腺癌有效鉴别。EUS-FNA 结合免疫组化有助于明确诊断。

1.12　胰腺结核

胰腺结核可表现为胰腺内的实质性肿块(图 5-17),也可表现为囊性病灶或局灶性脓肿。由于病灶酷似胰腺癌,影像学鉴别困难,EUS-FNA 为本病的诊断提供了有效的途径。显微镜下观察到肉芽肿高度提示胰腺结核,但确诊仍需要做抗酸杆菌染色或培养。

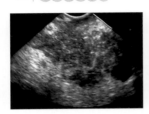

图 5-16　自身免疫性胰腺炎

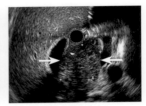

图 5-17　胰腺结核

1.13　其他胰腺肿瘤

　　原发性胰腺淋巴瘤常为 B 细胞型。超声内镜表现为胰腺实质内低回声团块,可发生于胰腺的任何部位,病变可为单发、多灶或弥漫性,与胰腺癌常难以区分(图 5-18)。

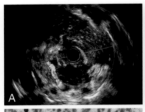

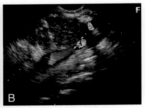

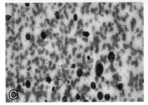

图 5-18　胰腺体部淋巴瘤
A、B.胰腺体部见一不均匀低回声区;C.细胞学检查示淋巴瘤细胞

2　胆道疾病

2.1　胆管结石

　　胆管结石在超声内镜下表现为胆管腔内伴有声影的强回声团,其与管壁之间可见明确的分界,而胆管壁

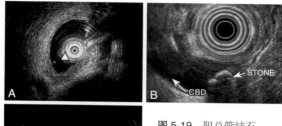

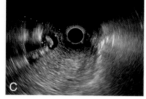

图 5-19　胆总管结石
A. 正常胆总管及胆总管下
端微结石影；B、C. 环扫型超
声内镜示胆总管内高回声
团块，后方伴声影

完整连续（图 5-19）。超声内镜能准确诊断胆总管内微
小结石，后方常不伴声影，其敏感度优于 ERCP。

2.2　胆囊结石

　　超声内镜由于探查距离近、不受肠腔气体影响，能
清晰显示胆囊结石或胆泥，同时对胆囊壁厚度的测定
以及判断胆囊内占位均有较高的价值（图 5-20）。

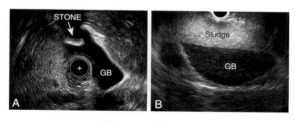

图 5-20　胆囊结石
A. 环扫型超声内镜显示胆囊内局灶高回声，后方伴有声影；
B. 胆囊底部可见弥漫弱低回声改变，为胆泥沉着

2.3　胆囊息肉

　　胆囊息肉病理学上主要指胆囊腺瘤，部分可伴有

上皮内瘤变。胆囊息肉在超声内镜下表现为胆囊壁上皮来源的低回声团块,可呈小的菜花状赘生物突入管腔,不随患者体位而改变,其后多无声影(图5-21)。

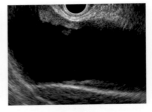

图 5-21 胆囊息肉

2.4 肝外胆管癌

胆管癌在超声内镜下表现为突向胆管腔内、边界清晰、不均匀低回声影,少数病灶呈不均质偏高回声。病灶浸润生长时表现为胆管壁层次破坏(图5-22)。

肝外胆管癌在 AJCC 第 7 版的调整主要针对肝门胆管肿瘤的分期,而超声内镜对探查肝门周围的肿瘤存在一定局限性,故本书仍沿用第 6 版的 TNM 分期系统对胆管癌进行描述(表 5-6、表 5-7)。

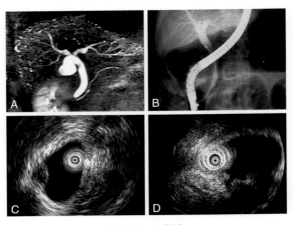

图 5-22 胆管癌

A. MRCP 显示胆总管通畅,内部未见占位性病灶;B. 透视下插入超声微探头至胆总管;C. 应用 12MHz 超声探头扫查,画面左下方可见低回声肿瘤局限于胆管壁内;D. 应用 20MHz 超声微探头扫查,画面右下方可见低回声肿瘤

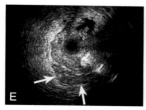
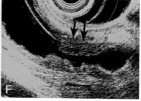

图 5-22（续）

E. 胆道肿瘤突破管壁向四周浸润,并引起胆道梗阻;F. 环扫型超声内镜显示胆管内壁不规则低回声团块浸润生长

表 5-6　肝外胆管癌 TNM 分期定义（AJCC 第 6 版）

浸润深度（T）	
Tx	无法评估原发肿瘤
T0	无原发癌依据
Tis	原位癌
T1	肿瘤局限于胆管内
T2	肿瘤穿透胆管壁
T3	肿瘤侵犯肝脏、胆囊、胰腺,或肿瘤侵犯单侧门静脉或肝动脉的主分支
T4	肿瘤侵犯以下任意结构:门静脉主干或门静脉双侧主分支、肝总动脉、结肠、胃、十二指肠、腹壁或其他邻近解剖结构
局部淋巴结（N）	
Nx	无法评估淋巴结累及情况
N0	无局部淋巴结转移
N1	存在局部淋巴结转移
远处转移（M）	
Mx	无法评估远处转移情况
M0	无远处转移
M1	存在远处转移

注:局部淋巴结包括肝门、腹腔干、十二指肠周围、胰周及肠系膜上淋巴结

表 5-7　肝外胆管癌 TNM 分期（AJCC 第 6 版）

分期	T	N	M
0	Tis	N0	M0
I A	T1	N0	M0
I B	T2	N0	M0
II A	T3	N0	M0
II B	T1-3	N1	M0
III	T4	任何 N	M0
IV	任何 T	任何 N	M1

2.5　胆囊癌

　　相比体外超声而言，EUS 能更清晰地判断胆囊癌局部浸润的深度及肝门和胰腺周围淋巴结的转移情况以及与胆囊息肉进行鉴别。超声内镜下胆囊癌与胆管癌表现相似，以突向腔内的不均匀低回声影为特征表现，病灶浸润性生长时表现为胆囊壁正常结构层次被破坏（图 5-23）。

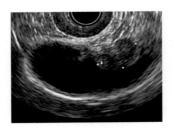

图 5-23　胆囊癌

第六章

EUS 诊断小肠疾病

1 小肠腔内超声检查的操作

1.1 超声微探头

小肠腔内超声检查(intra small-intestinal ultrasono-graphy, ISUS)需要专用的超声微探头进行操作。探头长度为 240cm,直径为 2.6mm,工作频率为 15MHz 或 20MHz。

1.2 内镜

除了发生于近端十二指肠的病灶可使用常规超声内镜进行探查外,目前对进行空、回肠腔内超声检查推荐使用钳道直径为 2.8mm 的治疗型小肠镜。

1.3 操作注意事项

检查前需要根据患者的实际病况确定进镜的路径(经口或经肛途径),并做相关准备。

小肠内常用水浸法进行腔内超声探查。镜身盘曲是小肠腔内超声检查过程中的一个难题。小肠镜在体内过分盘曲成圈,使得探头与内镜钳道之间的阻力骤增,导致探头插入困难。解决方法包括插入探头时尽量拉直镜身、放松内镜角度钮、向钳道内注入硅油或植物油等润滑剂等。尽管如此,仍有可能因探头难以插入而无法完成检查。

1.4 正常小肠壁的超声层次结构

正常小肠壁的超声影像可分为 6 层结构:弱高回声(绒毛层)、高回声(黏膜上皮层)、低回声(黏膜固有层)、高回声(黏膜下层)、低回声(固有肌层)和高回声(浆膜层)(图 6-1~图 6-3)。正常人空、回肠绒毛层及全层小肠壁厚度参考值见图 6-4,表 6-1。

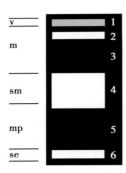

图 6-1 小肠壁超声层次结构示意图

v,绒毛层;m,黏膜层;sm,黏膜下层;mp,固有肌层;se,浆膜层

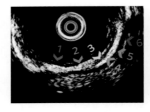

图 6-2 空肠壁超声层次结构

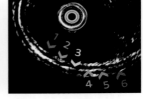

图 6-3 回肠壁超声层次结构

表 6-1 正常人空回肠绒毛层及全层小肠壁厚度参考值

厚度(mm)	绒毛层(mm)	全层肠壁(mm)
空肠	0.5~0.6	1.7~1.8
回肠	0.2~0.3	2.1~2.2

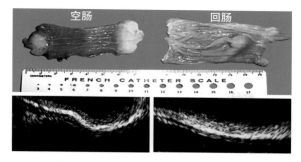

图 6-4　正常人空、回肠标本及肠壁超声影像

2　小肠疾病的超声内镜诊断

2.1　小肠癌

　　常规内镜下小肠癌的形态与结肠癌类似，早期小肠肿瘤可表现为息肉状或浅表型，进展期则以溃疡型、浸润狭窄型多见。

　　ISUS 下小肠癌表现为小肠绒毛层及黏膜层破坏，浸润性生长的特征可有病变局部相应肠壁层次结构消失，代之以不均匀低回声肿块改变（图 6-5）。

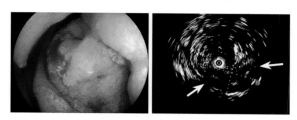

图 6-5　空肠癌

2.2　小肠腺瘤

　　内镜下可表现为广基、亚蒂、有蒂型以及葡萄状。超声内镜下，小肠腺瘤表现为来源于黏膜上皮层

的弱低回声区域,内部可混有高回声,而黏膜下层完整连续。

2.3   小肠淋巴瘤

常规内镜下小肠淋巴瘤可表现为浅表凹陷、增殖性肿块、溃疡凹陷灶或浸润狭窄性病灶。

超声内镜下,小肠淋巴瘤表现与胃淋巴瘤类似。因浸润深度不同,表现为相应肠壁原有层次结构消失,代之以致密的低回声改变(图 6-6)。

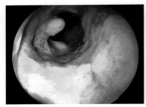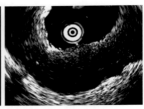

图 6-6   回肠恶性淋巴瘤

2.4   小肠内分泌肿瘤

十二指肠内分泌肿瘤占所有消化道内分泌肿瘤的 20%~25%。小肠胃泌素瘤多见于十二指肠或空肠上段。空肠远端及回肠的内分泌肿瘤主要为类癌。

常规内镜下大多数小肠内分泌肿瘤表现为小的(直径 <2cm)息肉样隆起性病变,表面大多被覆完整的黏膜。病灶较大、浸润生长、表面较大溃疡形成、伴有转移则提示病灶恶性程度较高。

ISUS 下小肠内分泌肿瘤多表现为黏膜下层来源、病灶内部呈稍低均匀回声改变、边界清晰(图 6-7)。正常小肠壁层次破坏、病灶 >3cm、存在转移灶提示生物学恶性行为。

2.5   小肠间质瘤

GIST 病灶常较大,表面伴溃疡者较多。ISUS 下表

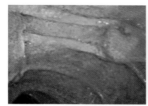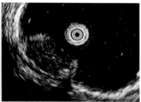

图 6-7　十二指肠降段类癌

现为固有肌层来源的均匀低回声肿块(图 6-8)。侵犯肠壁全层提示恶性生物学倾向。

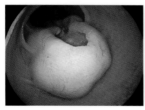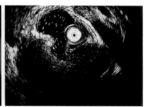

图 6-8　空肠间质瘤(侵犯肠壁全层)

2.6　小肠淋巴管瘤

小肠淋巴管瘤在内镜下多呈平缓的隆起灶,表面常见白色颗粒样改变,大小不一。

ISUS 下可见来源于黏膜层及黏膜下层的不规则无回声区,内部可见云絮状低回声改变,部分病例可累及浆膜层(图 6-9)。

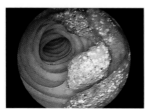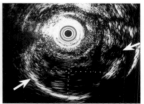

图 6-9　十二指肠水平段淋巴管瘤

2.7　小肠囊肿

小肠囊肿在 ISUS 下表现为黏膜层来源、边界清晰的无回声病灶,与发生于消化道其他部位的囊肿相同(图 6-10)。

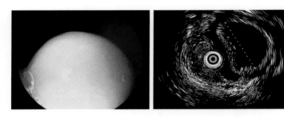

图 6-10　空肠囊肿

2.8　小肠克罗恩病

小肠早期活动期克罗恩病的表现从早期的黏膜轻度充血水肿直到浅表口疮样溃疡,此时,ISUS 对肠壁层次结构的判断十分有助于诊断。

ISUS 下典型的克罗恩病表现为绒毛层消失、全层小肠壁增厚,伴有肠壁各层次结构模糊(图 6-11)。这种改变与克罗恩病隐窝脓肿、透壁性炎症以及修复期纤维增生的病理学改变是一致的。

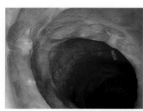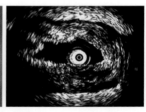

图 6-11　回肠克罗恩病

第七章

EUS 诊断结直肠及盆腔疾病

1 结肠超声检查的操作

1.1 设备

超声肠镜的操作方法基本同上消化道的超声内镜检查。超声微探头用于上皮来源及肠壁内病灶的探查，常规超声内镜则可对进展期肿瘤以及直肠周围盆腔疾病进行诊断。

1.2 操作

检查前肠道准备方法同常规肠镜。探查病灶前应抽吸、洗净局部肠腔。探查方式包括直接接触法、水浸法和水囊法。

2 结直肠疾病的超声内镜诊断

2.1 结直肠癌

利用 EUS 对结直肠癌进行分期有助于治疗方式的选择，对早癌可考虑 ESD，进展期癌可根据不同分期选择不同术式或新辅助治疗。

结肠癌的超声影像表现为边缘不规则、质地不均

匀的低回声区域侵犯正常肠壁层次结构,可累及周围
脏器或组织,并可伴有淋巴结转移(图7-1,图7-2)。

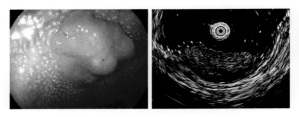

图7-1 早期结肠癌

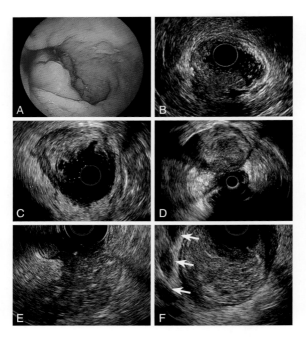

图7-2 进展期结肠癌

A. 溃疡浸润型结肠癌的内镜下形态;B、C. 不规则低回声肿块
浸润肠壁全层;D、E. 结肠癌侵犯肠壁全层并累及周围结缔组
织;F. 结肠癌侵犯肠壁全层,伴周围多发肿大淋巴结影(箭头)

　　AJCC 第 7 版结肠癌 TNM 分期与先前的第 6 版相比,对部分 TNM 组合的分期进行了调整,并首次提出了肿瘤积聚(TD)和 N1c 的概念(表 7-1)。目前有文献报道 EUS 对结直肠癌 T 分期诊断准确率和敏感度均为81.9%,N 分期诊断准确率为 82.9%,敏感度达 83.3%。

表 7-1　结肠癌 TNM 分期定义(AJCC 第 7 版)

浸润深度(T)	
Tx	无法评估原发肿瘤
T0	无结肠癌依据
Tis	原位癌(癌局限于上皮内或黏膜固有层)
T1	肿瘤侵犯黏膜下层
T2	肿瘤侵犯固有肌层
T3	肿瘤穿透固有肌层,但未及外膜/浆膜
T4a	肿瘤累及脏层腹膜
T4b	肿瘤直接侵犯邻近脏器、解剖结构或其他肠段
局部淋巴结(N)	
Nx	无法评估淋巴结累及情况
N0	无区域性淋巴结转移
N1	1~3 个区域性淋巴结受累
N1a	1 个区域性淋巴结受累
N1b	2~3 个区域性淋巴结受累
N1c	肿瘤侵犯浆膜下组织、肠系膜或腹膜外位肠段的肠周组织,但无淋巴结受累
N2	4 个或以上区域性淋巴结受累
N2a	4~6 个区域性淋巴结受累
N2b	7 个或以上区域性淋巴结受累
远处转移(M)	
M0	无远处转移
M1	存在远处转移
M1a	远处转移仅见于 1 个远处脏器
M1b	远处转移可见于 2 个或更多远处脏器/解剖结构;或存在腹膜腔转移

2.2 结肠腺瘤

结肠腺瘤在超声内镜下多表现为黏膜层来源的高回声病灶,深部层次完整连续(图 7-3)。超声内镜对鉴别腺瘤是否存在局灶癌变尚存在局限性。

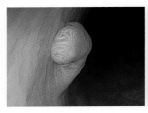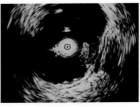

图 7-3 结肠腺瘤

2.3 结直肠类癌

结肠类癌以直肠最为好发,多为息肉状小结节,直径不超过 1cm,质地较韧,表面黏膜完整。超声内镜下结肠类癌多表现为黏膜下层来源的低回声肿块,边界清晰,内部回声可自表层向深处逐渐减弱(图 7-4)。病灶较为进展者亦可侵犯肠壁其他层次及肠周组织。

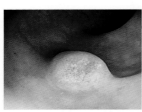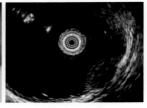

图 7-4 结肠类癌

2.4 结肠脂肪瘤

脂肪瘤为常见的结肠间叶性肿瘤,质地柔软,触之可变形。组织学上由成熟脂肪组织构成,肿瘤外可见纤维被膜围绕。

超声内镜下脂肪瘤表现为来源于黏膜下层的高回声团块,边界清晰,肠壁其余层次完整连续(图 7-5)。

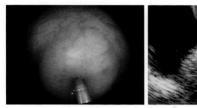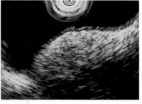

图 7-5 结肠脂肪瘤

2.5 结直肠平滑肌瘤 / 间质瘤

结直肠平滑肌瘤与间质瘤(GIST)在超声内镜下均表现为固有肌层来源的低回声病灶,其中平滑肌瘤通常较小、外形光整,而间质瘤常较大并超出肠壁生长(图 7-6)。

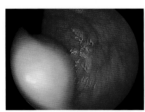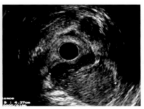

图 7-6 直肠间质瘤

2.6 结肠囊肿

结肠囊肿内镜下呈单发或多发的黏膜下隆起灶,体积常较大,表面黏膜光整。超声内镜下表现为黏膜层或黏膜下层来源、无回声的类圆形病灶,有时内部可见分隔(图 7-7、图 7-8)。

2.7 子宫内膜异位

内镜下结直肠子宫内膜异位表现为不规则、单

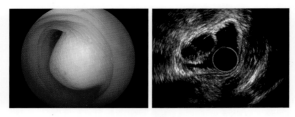

图 7-7 结肠囊肿

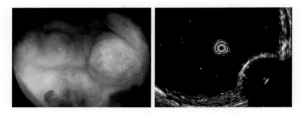

图 7-8 结肠气囊肿

发或多发的结节状病灶,可伴有糜烂或溃疡,易被误诊,超声内镜下可见来源于黏膜下层的梭状低回声区(图 7-9)。

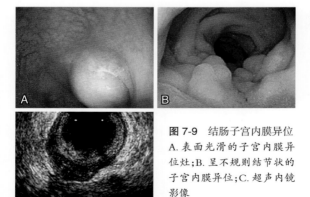

图 7-9 结肠子宫内膜异位
A. 表面光滑的子宫内膜异位灶;B. 呈不规则结节状的子宫内膜异位;C. 超声内镜影像

2.8 溃疡性结肠炎

溃疡性结肠炎活动期在超声内镜下表现为肠壁增厚，以黏膜下层为主，各层次结构可稍模糊但无融合。活动期由于黏膜表面炎性渗出较多，第一层较厚且回声增强。肌层通常增厚不明显，超声图像上仍清晰可辨。直肠周围肿大淋巴结亦对溃疡性结肠炎有提示作用（图 7-10）。

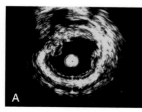 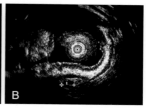

图 7-10　溃疡性结肠炎

A. 溃疡性结肠炎超声内镜影像，肠壁全层增厚，以黏膜下层增厚为主；B. 溃疡性结肠炎肠周淋巴结肿大

2.9 克罗恩病

克罗恩病以胃肠道慢性全层透壁性炎症为特征，超声内镜下为病变肠段肠壁部分或全层增厚，肠壁层次结构模糊不清。黏膜下层有时可探及直径 >2mm 的病理性扩张血管（图 7-11）。

克罗恩病合并肛瘘大多位于肛门内外括约肌之间，超声内镜下可见相应肠壁结构中断，瘘管内多可见高回声气体影（图 7-12），亦可合并肛周脓肿而呈现肛周不均匀回声区。

2.10 肠结核

肠结核的确切诊断应当依据活检病理学检查发现干酪样肉芽肿。

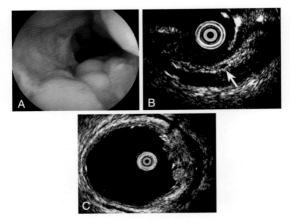

图 7-11　克罗恩病

A. 内镜下可见肠道多发纵行溃疡及卵石征；B. EUS 显示肠壁全层显著增厚，黏膜下层可见扩张血管影(箭头)；C. EUS 显示病变处肠壁增厚持续存在

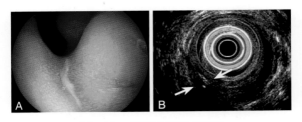

图 7-12　克罗恩病伴肛瘘形成

A. 内镜下见线型浅溃疡；B. 瘘管位于肛门内外括约肌之间，内部可见高回声气体影

　　超声内镜对肠结核诊断有一定的参考价值。超声内镜下肠结核表现为黏膜层结构缺失、黏膜下层明显增厚伴回声减弱、肌层增厚紊乱。

2.11　结肠静脉曲张

　　结肠及肛门 - 直肠静脉曲张常见原因包括肝硬化

门脉高压以及腹腔内巨大肿瘤压迫引起异位静脉曲张。超声内镜下表现与食管曲张静脉相似,呈类圆形、串状无回声团块,多位于黏膜下层,多普勒检查可见内部血流信号(图 7-13)。

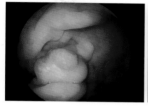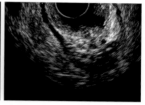

图 7-13 直肠静脉曲张

2.12 结肠淋巴瘤

原发性结肠淋巴瘤的发病率较胃或小肠淋巴瘤低,炎症性肠病被认为是其易感因素。病理学上,绝大多数为 B 细胞黏膜相关淋巴样组织(MALT)淋巴瘤,其中部分病变具有高度侵袭性。超声内镜下表现与发生于消化管其他部位的淋巴瘤类似。

3 盆腔疾病的超声内镜诊断

3.1 转移性盆腔肿瘤

恶性肿瘤转移至盆腔(肠腔外)超声内镜下表现多与起源肿瘤性质一致(图 7-14)。

3.2 畸胎瘤

盆腔畸胎瘤属于骶前肿瘤,分为成熟畸胎瘤及未成熟畸胎

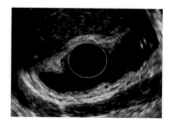

图 7-14 卵巢癌盆腔转移灶,肠腔外见一低回声区

瘤(immature teratoma,恶性肿瘤,占畸胎瘤的 3% 左右),所含未成熟组织主要为原始神经组织,超声内镜下显示为肠壁外囊实性中 - 高混合回声,内可见钙化灶或坏死区,一般无包膜(图 7-15)。超声内镜除可对各种骶前肿瘤根据其发生部位、起源、回声性质、边界等特点作出判断外,还能根据其累及脏器的程度或大小判断能否进行手术治疗或决定手术方式。

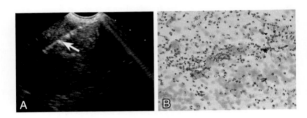

图 7-15　盆腔畸胎瘤

A. 线阵型超声内镜穿刺直肠后不规则低回声灶,图中箭头示穿刺针;B. 细胞学检查见异型细胞

3.3　盆腔脓肿

超声内镜下可见肠壁外中 - 低回声液性暗区,伴窦道形成可见脓肿周围有内部无回声条索状结构,EUS-FNA 细胞学可见炎细胞或伴坏死物(图 7-16)。

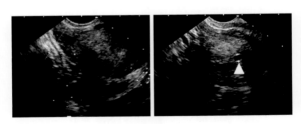

图 7-16　盆腔脓肿

箭头所指处:无回声窦道形成

第八章

EUS 介入诊断与治疗

1 超声内镜介入诊断术

超声内镜引导下细针穿刺抽吸术

超声内镜引导下细针穿刺抽吸术(EUS-FNA)是指在超声内镜实时引导下,使用专用穿刺针对消化道壁内及周围病灶进行穿刺抽吸以获取组织细胞学诊断的一种技术(图 8-1)。EUS-FNA 穿刺距离短、操作安全性高,已发展成为一种成熟的微创性介入诊断内镜技术。

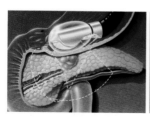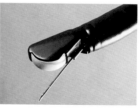

图 8-1　EUS-FNA 示意图

超声内镜系统

EUS-FNA 需要在线阵型超声内镜的影像实时引导下进行,其扫描频率介于 5~12MHz,工作钳道直径 2.4~3.8mm,钳道先端大多配备抬钳器以便精确控制穿刺方向。线阵型超声内镜具备的彩色多普勒功能可帮助识别和避让血管结构,减少并发症的发生。

穿刺针

超声内镜专用穿刺针由手柄、针管、可活动的针芯组成。其手柄可固定于内镜钳道部外口,手柄上自带一段移动部,操作中通过反复滑移移动部以控制针尖伸缩进行穿刺。移动部上带有可调位置锁,用于在穿刺时控制穿刺距离和深度。部分穿刺针带有出针长度调节装置,以便适应不同镜身长度的超声内镜。

穿刺针内径通常为 19G、22G 和 25G。临床操作中,22G 穿刺针较为常用,既能用于获取少量组织液进行细胞学涂片和液基细胞学检查,也能获得一定量的组织条进行组织病理学检查。19G 穿刺针内径较粗,较适用于组织病理学诊断,缺点是柔顺性稍欠;25G 穿刺针则反之,却较难获得理想的组织条。

目前 Wilson-Cook、GIP 和 Olympus 等公司均有各自的穿刺针,有多种型号可选择。Cook 公司的 EchoTip Procore 穿刺针在超声内镜下用于胃肠道及邻近组织的黏膜下病变、纵隔包块、淋巴结及腹腔包块的细针活

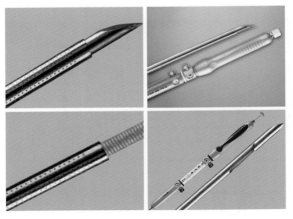

图 8-2 Cook 公司穿刺针示意图

检。分为 19G 和 22G 两种，均为不锈钢针，分别可用于取 10mm 和 6mm 或其以上样本，配有高清针头凹点设计和镍钛合金内芯，易于移动和穿刺。

穿刺操作步骤

EUS-FNA 是一项微创操作，具有一定的风险，术前应与患者充分沟通，常规检测出、凝血时间，血小板计数，并排除严重的心肺疾病。建立静脉通道，对囊性病灶穿刺应在围操作期预防性应用抗生素。确认内镜设备工作正常。EUS-FNA 操作中通常不使用内镜前端的水囊。

A. 穿刺前应进行评估工作，包括病灶的部位、大小、内部回声特征、毗邻关系、病灶内部及周围的血管分布、可能的进针部位、出针方向与穿刺距离以及患者的配合程度等。取直镜身，插入穿刺针。穿刺距离应尽可能短，并避开较大的血管。

B. 开始穿刺时，首先将带针芯的穿刺针通过内镜钳道，旋转穿刺针手柄基部以固定于内镜钳道外口。

C. 出针前应先将针芯稍退出，露出针尖以便穿刺入病灶。根据病灶大小、穿刺行程来调节并固定穿刺行程锁对初学者而言是必须的。若出针时内镜被推离消化腔黏膜，发生病灶远离探头时可尝试在超声引导下持续吸引的同时快速突破进针。

D. 针尖扎入病灶后，首先将针芯推回原处以排出进针过程中进入针腔内的组织或液体。

E. 抽出针芯，穿刺针手柄末端连接注射器。注射器提供负压，大小取决于病变的性质以及注射器本身，通常应从较小的负压（5ml）开始，若穿刺时不能获取满意的抽吸物，再考虑适当提高负压。有时仅依靠在反复穿刺的过程中缓慢退出针芯也能达到负压吸引的目的。

F. 穿刺针在病灶内来回运动时，应快速进针、缓慢退针以获取更多的组织。穿刺过程中，方向和纵深是随时可控的。为获得足够的组织，通常每次穿刺中应来回进针 5~10 次。

G. 抽吸完成后,关闭负压,将穿刺针完全退回外鞘,旋松穿刺针手柄基部,将整个穿刺针退出内镜钳道。

H. 最后,应通过内镜画面观察穿刺点有无活动性出血。

标本处理

抽吸液标本应得到正确处理。抽吸液内可能含有组织条,应单独置于固定液(10% 甲醛溶液)中送组织病理学检查。抽吸液可进行细胞涂片或液基细胞学检查。

细胞涂片检查的过程:每次穿刺结束后推入针芯,将针管内的组织液滴于若干载玻片上,推片送检。细胞涂片的优点在于快速诊断,适合于病理医师在场的情形。

液基细胞学的优点在于可将全部抽吸液制成单细胞涂片,诊断精度高,缺点是无法实现即刻诊断。操作中,将穿刺针内全部液体注入盛有专用固定液的试管中,并可抽取适量专用固定液润洗管腔,收集润洗液体一并送检。

临床应用范围

EUS-FNA 作为一种成熟的微创内镜诊断技术,其应用领域包括消化道壁内和壁外病变两大类。壁内病变包括常规内镜活检难以取材的黏膜下、肌源性、浸润性病变(图 8-3)。壁外病变则包括纵隔、胰腺(图8-4)、胆道、肝脏(左叶为主)、后腹膜、盆腔的原发性、转移性病灶。对胰腺癌疑实性病灶是否进行 EUS 引导下取样 ESGE(2011 版)提出以下指南建议:①由于病灶的局部进展性伴转移,或全身情况较差导致不能切除肿块则建议行 EUS 引导下取样以明确诊断;②如肿块可切除,鉴于 EUS-FNA 对治疗措施无引导性,则不推荐行EUS-FNA。

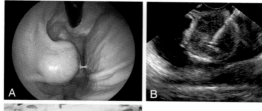

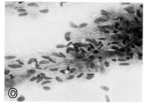

图 8-3　EUS-FNA 诊断胃内间质瘤

A.胃内间质瘤内镜影像；B.EUS-FNA；C.细胞学图片

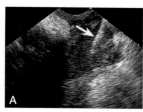
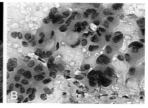

图 8-4　EUS-FNA 诊断胰腺癌

A.线阵型超声内镜穿刺胰腺不规则低回声灶,图中箭头示穿刺针;B.细胞学检查确诊胰腺癌

并发症

EUS-FNA 的并发症总体发生率低。胰腺炎、感染和出血不常发生,且通常程度较轻。肿瘤经穿刺针道转移的实际发生率甚低。

另一些并发症如穿孔则与 EUS-FNA 所使用的线阵型超声内镜有关。由于线阵型超声内镜几乎均为斜视镜,且先端部较长,镜身较粗较硬,视野及操控性均逊于常规内镜,在通过狭窄和扭曲管腔时(如十二指肠降段、憩室)应谨慎操作。

2 超声内镜介入治疗术

2.1 超声内镜引导细针注射术

2.1.1 超声内镜引导腹腔神经丛阻滞术

晚期胰腺癌所引起的持续性疼痛多通过腹腔干神经丛上行传导。腹腔神经丛阻滞术(CPN)是通过局部注射化学药物以阻断内脏痛觉神经,达到缓解疼痛的目的。

腹腔神经丛

腹腔神经丛是指位于腹主动脉腹侧分出腹腔干的夹角左右两侧的两个神经节,又以右侧神经节较左侧略高,通常位于夹角下方 6mm 处,而左侧神经节则位于夹角下方 9mm 处。腹腔神经丛在超声内镜影像上常无特殊结构可以辨认,而是通过其与腹腔干的相对位置进行定位(图 8-5)。近来随着超声设备的性能提升,显示单个类圆形低回声的腹腔神经节成为可能,超声内镜引导的腹腔神经节内阻滞术(CGB)也应运而生。

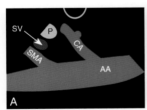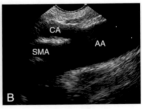

图 8-5 EUS-CPN 术

A. 腹腔干示意图;B. 腹主动脉分出腹腔干及肠系膜上动脉,腹腔干与腹主动脉夹角上方的区域即为腹腔神经丛,可在此区域进行 CPN

穿刺针

可采用 22G 或 25G 常规超声内镜穿刺针,分别向腹主动脉和腹腔干夹处或左右两侧进针注射;亦可采用 EUS-CPN 注射针,其针孔位于穿刺针侧面,而前端无孔,可避免药物被直接注入血管,且药物呈侧向弥散(图 8-6)。

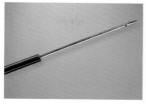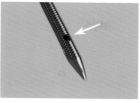

图 8-6 EUS-CPN 专用穿刺针
箭头所指处为针尖部侧孔

常用神经丛阻滞药物

0.75% 布比卡因(bupvacaine)或罗哌卡因(ropivacaine)注射液 6ml(常与其他药物联用)、无水乙醇 20ml。

2.1.2 超声内镜引导胰腺假性囊肿引流术

胰腺假性囊肿常继发于急慢性胰腺炎,超声内镜可经消化道管腔进行胰腺假性囊肿的内引流术。

治疗时机

对于胰腺炎痊愈后仍存在的假性囊肿一般需要观察 6 周,以判断其是否能够自行吸收消退。对于 <5cm 的假性囊肿如大小稳定、缺乏症状,一般认为无须置管引流,可采取保守治疗,也可直接行一次性囊肿穿刺抽吸术。直径 >5cm、伴有上腹不适、疼痛、胆道梗阻等压迫症状、保守治疗无效者,需要进行引流。

术中操作

推荐使用具有较大工作钳道(3.2/3.8mm)的治疗型线阵超声内镜一次性完成操作。使用 19G 针穿刺囊腔(如囊腔过大可适量抽吸囊液)。拔除针芯,置入导丝并使其末端盘曲于假性囊肿内部,退出穿刺针,沿导丝置入扩张探条、柱状球囊或切开刀,在 X 线引导下扩开窦道,最后置入 8.5~10Fr 的双猪尾引流支架或使用具有外鞘管电凝功能的 Cystotome 囊肿切开刀。必要时可同时置入 2~3 枚支架以改善引流效果或经鼻 - 囊肿引流管以便进行囊腔冲洗(图 8-7)。

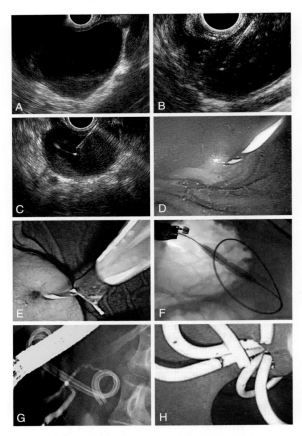

图 8-7 超声内镜引导下胰腺假性囊肿引流术

A. 线阵型超声内镜于胃体部探及胰腺假性囊肿,内部可见絮状物;B. 19G 细针穿刺囊肿;C. 沿细针的针腔置入导丝;D. 退出穿刺针,导丝留于囊肿腔内;E. X 线透视下,沿导丝置入切开刀扩张针道;F. 透视下沿导丝置入柱状球囊扩开针道;G. 透视下沿导丝置入双猪尾支架于假性囊肿与胃腔之间;H. 同时安放多枚支架可确保引流效果

并发症

主要包括穿刺引起的出血、引流管堵塞、腹腔感染、气腹、引流管移位及囊腔感染等。

2.2　超声内镜引导胆道穿刺造影 / 引流术

内镜下逆行胰胆管造影术（ERCP）是检查和治疗胆道疾病的重要介入途径。对于 ERCP 失败的患者，近年来尝试应用超声内镜引导穿刺胆总管，行胆管造影及建立胆道引流通路。

超声内镜穿刺引流途径包括经十二指肠穿刺肝外胆管、经胃穿刺左侧肝内胆管、经空肠穿刺肝内胆管（胃转流术后）等。穿刺成功后既可行胆道造影，又可行支架置入等操作（图 8-8、图 8-9）。

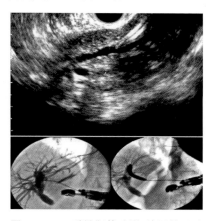

图 8-8　EUS 引导胆管造影、放置导丝及球囊扩张

胆漏是最常见的并发症。有学者认为经十二指肠穿刺肝外胆管路径短、操作方便，但胆漏的发生率相应升高。正在开发的改良技术，包括双侧弹簧钢圈牵拉装置等，能使得消化腔壁和胆管壁互相紧贴，有望显著减少胆漏的发生率。

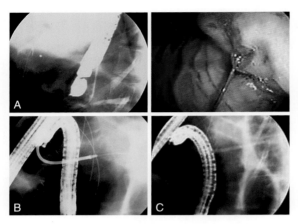

图 8-9 EUS 引导胰管造影及支架置入引流术

2.3 超声内镜引导 EMR/ESD

超声内镜可用于指导内镜下黏膜切除术(EMR)及黏膜下剥离术(ESD),从而协助术前判断病灶的深度和范围。对于来源于消化道的病灶,EUS 的评估是保证 EMR 或 ESD 安全及成功的基础。

2.4 超声内镜引导曲张静脉治疗术

超声内镜所具备的彩色多普勒功能可精确评估食管胃底静脉曲张的程度和范围,从而指导治疗及评估患者的治疗效果(图 8-10、图 8-11)。

2.5 超声内镜引导抗肿瘤治疗

超声内镜引导下抗肿瘤治疗均需借助 EUS-FNA 技术得以实现。超声内镜引导的治疗包括:溶腺瘤病毒注射术(图 8-12)、射频消融术、光动力治疗术、物理治疗术(局部高温、低温治疗)、放疗粒子种植术等特殊治疗。

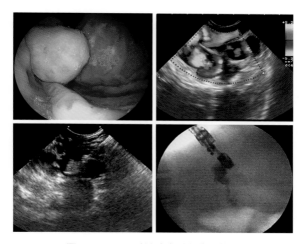

图 8-10　EUS 引导治疗胃底曲张静脉

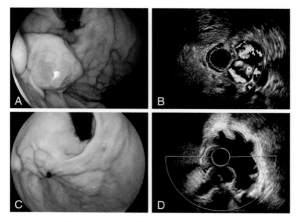

图 8-11　EUS 引导治疗胃底曲张静脉
A、B. 治疗前;C、D. 治疗后 1 个月

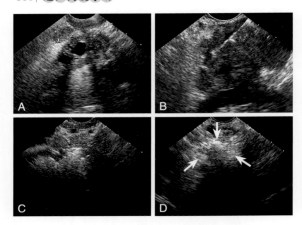

图 8-12   超声内镜引导下溶瘤腺病毒注射术

A. 线阵型超声内镜显示胰体部巨大低回声占位灶,伴周围淋巴结转移;B. 穿刺病灶;C. 注射溶瘤腺病毒;D. 病灶内均匀分布的 3 个注射点

第九章

EUS 成像新技术

1 造影增强超声内镜

1.1 定义

超声造影增强技术是指利用微气泡导致被扫查对象界面回声的声阻抗差改变,从而提高超声诊断和鉴别诊断能力的技术。该技术与超声内镜相结合,称为造影增强超声内镜检查术(CE-EUS)。

1.2 超声造影剂

超声造影剂一般为微米量级的脂质或蛋白外壳包裹的微气泡组成的悬浮液体,微泡内含的气体能在超声造影中增加血管结构的对比度,从而提高信噪比。

目前临床应用的超声造影剂为包裹高密度惰性气体(不易溶于水或血液)的微泡血池,稳定存留时间长,振动及回波特性好,包括 Optison(八氟丙烷蛋白微泡)、SonoVue(六氟化硫脂质微泡)、Sonazoid(全氟化碳脂质微泡)、Definity(全氟丙烷脂质微泡)等。

超声造影剂经静脉注射,在体内血液循环过程中微气泡破裂,气体经肺循环呼出体外,其包裹外壳成分则通过肝肾代谢清除。超声造影剂使用剂量小、不含碘或重金属成分、无毒、无须皮试,安全可靠。

1.3 超声造影技术的临床应用

CE-EUS 可用于发现及鉴别占位病灶,尤其是胰腺实质内的占位病灶,从而提高诊断的准确性。与 EUS-FNA 相比,CE-EUS 具有无创、操作简便的优点,尤其适合因部位不理想、血管横跨或距离太远而不适合 EUS-FNA 的病灶。同时,CE-EUS 也是 EUS 影像诊断的一种补充。目前,定量分析的 CE-EUS 也开始应用于临床。

1.4 CE-EUS 的影像增强特征(彩色多普勒模式)

增强模式

根据造影增强效果达峰值时彩色血流信号的形态特征,将增强模式分为 3 型:Ⅰ型为点状增强;Ⅱ型为棒状增强;Ⅲ型为斑块状增强(图 9-1)。

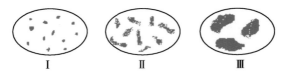

图 9-1 超声造影的增强模式示意图
Ⅰ型:点状增强;Ⅱ型:棒状增强;Ⅲ型:斑块状增强

增强时相

根据病变与周围正常组织在注射造影剂后血流信号出现增强和开始消退的先后,从而判断病灶增强时相的特点,可分为快进快退型、快进慢退型、慢进快退型、慢进慢退型。

增强强度

根据造影增强达峰时血流信号面积的多寡分为 4级:1 级为增强面积总计 <25%;2 级为 25%≤增强面积 <50%;3 级为 50%≤增强面积 <75%;4 级为增强面积总计 ≥75%。

1.5　CE-EUS 诊断胰腺疾病

正常胰腺

胰腺实质为乏血供器官,当注射超声造影增强剂后原来无明显血流信号的胰腺实质内出现均匀点状或短棒状(Ⅰ型、Ⅱ型),其增强强度多为 2 级(图 9-2)。

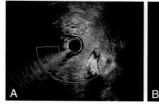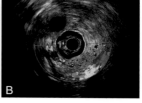

图 9-2　正常胰腺的超声造影增强特征
A. 增强前;B. 增强后

慢性胰腺炎

超声造影增强后胰腺实质内出现明显强于正常胰腺的增强血流信号,呈棒状或斑块状,且分布不均(Ⅱ型、Ⅲ型),增强强度多呈 3~4 级(图 9-3)。

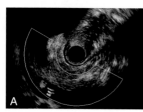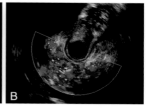

图 9-3　慢性胰腺炎的超声造影增强特征
A. 增强前;B. 增强后

胰腺癌

超声造影增强后低回声肿块内部仅有少量点状或棒状增强信号(Ⅰ型、Ⅱ型),有时与周边正常组织交界可呈现增强的血流信号环绕,其均匀强度多为 1 级(图 9-4)。大部分胰腺癌的增强时相呈现慢进快退型特征。

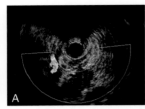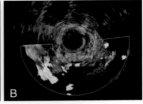

图 9-4　胰腺癌的超声造影增强特征
A. 增强前；B. 增强后

胰腺内分泌肿瘤

　　超声造影剂增强后，肿块内部与胰腺癌完全相反，呈大块状显著增强信号（Ⅲ型），增强强度常呈 3~4 级且常呈快进快退型（图 9-5）。

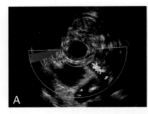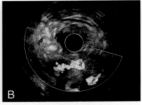

图 9-5　胰腺内分泌肿瘤的超声造影增强特征
A. 增强前；B. 增强后

2　弹性成像超声内镜

　　超声弹性成像系利用外加于超声探头上的压力变动、利用脉冲声压对组织的压力变化或利用组织传导的应力，使得被检脏器和病灶发生弹性形变，并加以显像的一种成像技术。超声弹性成像技术与传统的超声内镜相结合，即弹性成像超声内镜。被检组织的弹性以不同冷暖的伪彩进行标示，蓝色表示组织坚硬，而红色表示组织柔软。

　　弹性成像超声内镜目前主要应用于病灶的良恶性

鉴别,通常认为癌组织内部纤维成分含量高,因而质地较硬,而良性病变质地相对较软。临床初步研究显示,弹性成像技术可有效鉴别胰腺癌,在鉴别良恶性淋巴结方面也有较理想的准确度(图 9-6~ 图 9-8)。

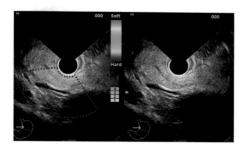

图 9-6　正常胰腺弹性成像超声内镜特征

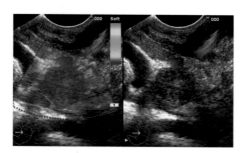

图 9-7　胰腺癌弹性成像超声内镜特征

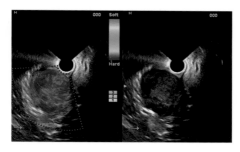

图 9-8　胃间质瘤弹性成像超声内镜特征

第十章

超声内镜操作面板介绍

1 Fujifilm 超声内镜

1.1 Su-8000 超声内镜系统

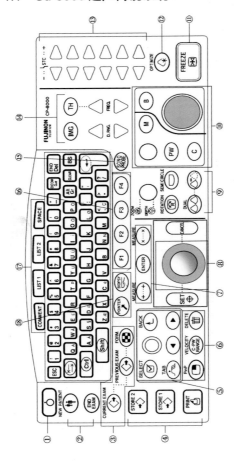

① 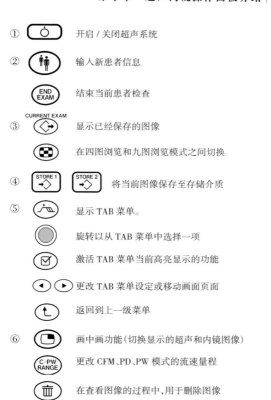 开启/关闭超声系统

② 输入新患者信息

END EXAM 结束当前患者检查

③ CURRENT EXAM 显示已经保存的图像

在四图浏览和九图浏览模式之间切换

④ STORE 1   STORE 2   将当前图像保存至存储介质

⑤ 显示 TAB 菜单。

旋转以从 TAB 菜单中选择一项

激活 TAB 菜单当前高亮显示的功能

◀ ▶ 更改 TAB 菜单设定或移动画面页面

返回到上一级菜单

⑥ 画中画功能(切换显示的超声和内镜图像)

C·PW RANGE 更改 CFM、PD、PW 模式的流速量程

在查看图像的过程中,用于删除图像

⑦ 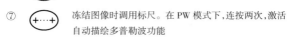 冻结图像时调用标尺。在 PW 模式下,连按两次,激活自动描绘多普勒波功能

ENTER 测量:结束当前测量,显示测量结果
双画面模式:交替显示两个图像中的一个

⑧ 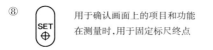 SET ⊕ 用于确认画面上的项目和功能
在测量时,用于固定标尺终点

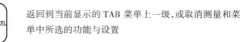 CANCEL 返回到当前显示的 TAB 菜单上一级,或取消测量和菜单中所选的功能与设置

⑨ 切换图像大小缩放与探测深度调节

图像旋转功能(仅限环扫内镜)

仅显示半圆形画面(仅限环扫内镜)

激活双画面模式

交替显示双画面模式中两个图像之一

⑩ B 激活 B 模式

调节 B 模式的超声增益

M 激活 M 模式

PW 激活 PW(脉冲多普勒)模式

C 激活 CFM(彩色多普勒)模式

调节 M/PW/CFM 模式的超声增益

⑪ FREEZE 冻结超声图像

⑫ 启用增益和声速的自动优化

⑬ — ··⌐STC ··+ 调节超声深度增益

⑭ IMG 图像处理

TH 开启 / 关闭组织谐波图像(仅用于环扫内镜)

FREQ. 调节超声频率   D. RNG. 调节动态范围

⑮ SONO PROBE 在 SU-8000 和 SP702 之间切换

⑯ F1 F2 F3 F4 功能键

⑰ COMMENT 输入注解   CLEAR 清除注解

⑱ POINTER 在实时画面或冻结图像中显示箭头符号

BIOPSY 穿刺时显示穿刺路线(仅限于线阵内镜)

1.2 Su-7000 超声内镜系统

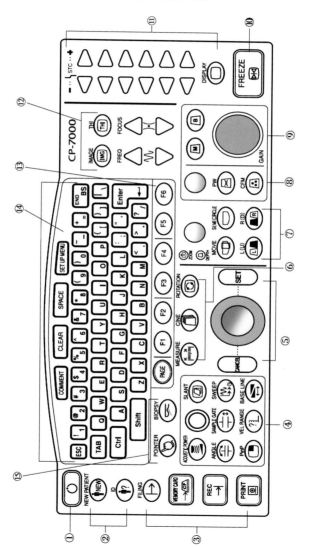

① 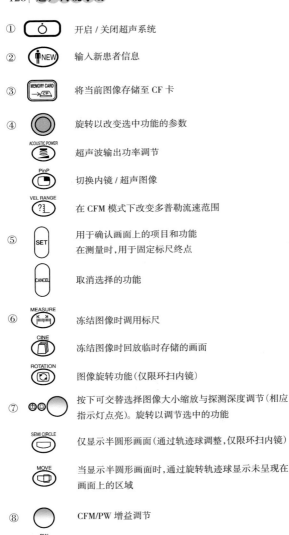 开启 / 关闭超声系统

② 输入新患者信息

③ 将当前图像存储至 CF 卡

④ 旋转以改变选中功能的参数

ACOUSTIC POWER
超声波输出功率调节

PinP
切换内镜 / 超声图像

VEL RANGE
在 CFM 模式下改变多普勒流速范围

⑤ SET
用于确认画面上的项目和功能
在测量时,用于固定标尺终点

CANCEL
取消选择的功能

⑥ MEASURE
冻结图像时调用标尺

CINE
冻结图像时回放临时存储的画面

ROTATION
图像旋转功能(仅限环扫内镜)

⑦ 按下可交替选择图像大小缩放与探测深度调节(相应
指示灯点亮)。旋转以调节选中的功能

SEMI CIRCLE
仅显示半圆形画面(通过轨迹球调整,仅限环扫内镜)

MOVE
当显示半圆形画面时,通过旋转轨迹球显示未呈现在
画面上的区域

⑧ CFM/PW 增益调节

PW
激活 PW 模式

CFM
激活 CFM 模式

⑨　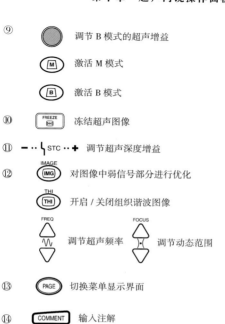　调节 B 模式的超声增益

激活 M 模式

激活 B 模式

⑩　FREEZE　冻结超声图像

⑪　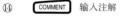 STC　调节超声深度增益

⑫　IMAGE IMG　对图像中弱信号部分进行优化

THI THI　开启 / 关闭组织谐波图像

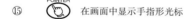　FREQ　调节超声频率　　　　FOCUS　调节动态范围

⑬　PAGE　切换菜单显示界面

⑭　COMMENT　输入注解

CLEAR　清除注解

⑮　POINTER　在画面中显示手指形光标

BIOPSY　穿刺时显示穿刺路线（仅限于线阵内镜）

1.3 Sp-702 小探头超声系统

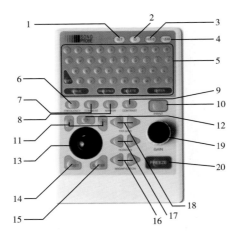

1. 设定键，可设定医院名称、当前日期等；2. 输入患者姓名、序号等信息；3. 刷新 ID 数据；4. 将输入的患者 ID、距离测量及注解等数据删除；5. 键盘；6. 频率设定键，当需要强制变更接收频率时使用；7. 输入注解；8. 将超声图像左右翻转；9. 调节图像对比度；10. 打印图像（需要打印机准备就绪）；11. 量规键，按下后开始测量两点间的距离；12. 测距确定键，用于确定测量终点；13. 轨迹球。当图像冻结时，可追溯记忆的图像。亦可用于图像中心位置的确定、注解位置的选择、测距时选择目标；14. 选择想要移动的说明文字；15. 中心移动键，用于移动当前图像的中心；16. 缩放超声图像；17. 旋转超声图像；18. 调节超声图像远处部分的增益；19. 调节超声图像整体的感度；20. 冻结键

2 OLYMPUS 超声内镜

2.1 EU-ME1 超声内镜系统

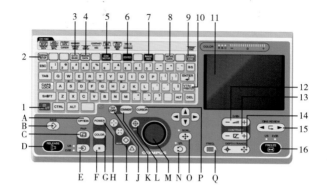

1. 患者 ID 输入(输入后方可保存数据);2. 系统设定;3. 数据库;4. 数据清除;5. 切换超声主机左右插口;6. 2D/3D 切换;7. 图像尺寸调整;8. 数据移动;9. 检查结束;10. VCR/打印机;11. 液晶显示 / 触控屏;12. 超声增益调节;13. 对比度调节;14. 扫描深度 / 范围调节;15. 图像回放;16. 冻结 / 恢复扫描;A. 选项;B. 保存;C. 画中画功能;D. 释放;E. US/EVIS(内镜 / 超声图像)显示切换;F. B 模式;G. 彩色多普勒模式;H. 能量多普勒模式;I. 测距;J. 清除输入的注解;K. 输入注解;L. 确定键,测距时用于确定终点的位置;M. 轨迹球,具备回放冻结前的图像、选择定位等功能;N. 图像旋转;O. 图像滚动;P. 光标键;Q. 超声频率调节

2.2 Prosound α10 超声内镜系统

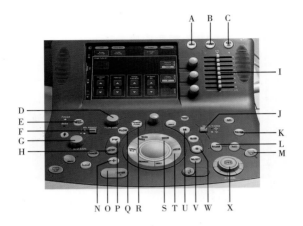

A. 菜单;B. 预设定;C. 探头设定;D. 彩色多普勒增益调节;E. 新患者信息输入;F. 血流速度调节;G. 脉冲多普勒增益调节;H. 连续波多普勒模式;I. 超声 STC 调节;J. 深度 / 范围调节;K. 图像回放;L. 图像存储;M. 图像打印;N. 测量(与轨迹球及回车键配合使用);O. 确定 / 回车;P. 脉冲多普勒模式;Q. 彩色多普勒模式;R. 能量多普勒模式;S. 图像缩放;T. 图像焦点调节;U. M 模式;V. 界面选择;W. B 模式;X. B 增益调节